Rehabilitation und Prävention 5

Horst Strohkendl

Funktionelle Klassifizierung für den Rollstuhlsport

Mit einem Geleitwort von K.-A. Jochheim und H. Rieder

Mit 42 Abbildungen und 28 Tabellen

Springer-Verlag
Berlin Heidelberg GmbH 1978

Stiftung Rehabilitation
Heidelberg 1978

Dr. Horst Strohkendl
Hermeskeilerstr. 59
5000 Köln 1

ISBN 978-3-540-08793-9 ISBN 978-3-662-07346-9 (eBook)
DOI 10.1007/978-3-662-07346-9

CIP-Kurztitelaufnahme der Deutschen Bibliothek. *Strohkendl, Horst:*
Funktionelle Klassifizierung für den Rollstuhlsport.
(Rehabilitation und Prävention ; 5)

Ursprünglich erschienen bei Springer-Verlag Berlin Heidelberg New York 1978

Herstellung: Triltsch, Würzburg
2121/3140-543210

Dem Andenken meiner Eltern
Martin Strohkendl, Susanne Strohkendl, geb. Wengh († 1976)

Geleitwort

Als Coubertin die Olympische Idee erneut belebte, um dem Breitensport in Frankreich eine entscheidende Motivationshilfe zu liefern, wurde auch für die Neuzeit wiederum der enge Zusammenhang zwischen Leistungssport und Breitensport sichtbar.
Das aus ärztlicher Sicht vorrangige Interesse am sportlichen Jedermann-Programm bezieht sich auch auf Schwerbehinderte, deren regelmäßiger Bewegungsbedarf nur im Bereich sportlicher Aktivitäten hinreichend befriedigt werden kann. Die eindrucksvollen Leistungssteigerungen der Gelähmten in den unterschiedlichen Sportarten mit einer erheblichen Zunahme an Kraft, Ausdauer und Geschicklichkeit, die in den vergangenen 30 Jahren seit den ersten Stoke Mandeville Games zu verzeichnen sind, zwingen gerade für den Leistungsvergleich nicht nur den medizinisch definierten Schaden, sondern die funktionellen Aspekte stärker zu beachten. Das vorliegende Werk vermittelt einige gewichtige Beobachtungsergebnisse aus dem Bereich der Sportwissenschaft und wird zweifellos sowohl die Didaktik des Rollstuhlsports als auch die Klassifizierung der Wettkämpfer nachhaltig beeinflussen.

Prof. Dr. K.-A. Jochheim
Institut für Rehabilitation und Behindertensport der Deutschen Sporthochschule Köln

Prof. Dr. H. Rieder
Institut für Sport und Sportwissenschaften Universität Heidelberg

Inhaltsverzeichnis

Im Text verwendete Abkürzungen

ISMG	International Stoke Mandeville Games
ISMGF	International Stoke Mandeville Game-Federation
C1 – C8	Cervikalsegmente 1 bis 8
T1 – T12	Thorakalsegmente 1 bis 12
L1 – L5	Lumbalsegmente 1 bis 5
S1 – S5	Sakralsegmente 1 bis 5

1. Einführung

Der Rollstuhlsport wurde ursprünglich von Sir LUDWIG (GUTTMANN)[1] für die Paraplegiker mit Rückenmarkläsionen in der Zeit nach dem zweiten Weltkrieg entwickelt. Der bewußt geförderte Wettkampfsport (GUTTMANN, 1974) machte die Entwicklung einer Klassifizierung notwendig, um den unterschiedlich hoch gelähmten Sportlern eine reelle Chance auf Erfolg zu ermöglichen. Die Klassenbildung und die Zuordnung der Querschnittgelähmten zu diesen Klassen gelang relativ einfach. Das Ausmaß der motorischen und sensiblen Ausfälle läßt sich durch die Höhe der Rückenmarkschädigung bzw. durch die Angabe des ersten geschädigten Rückenmarksegments systematisieren.

Die forcierte Öffentlichkeitsarbeit, vor allem die jährlich organisierten ISMG[2], führten zu einer weltweiten Verbreitung des Rollstuhlsports bzw. des Gelähmtensports[3]. Die Aktivierung einer großen Zahl von Sportlern und die Betonung des objektiven Leistungsvergleichs im Wettkampf führte zu einer außergewöhnlichen Leistungssteigerung und einer weit entwickelten Normierung der Wettkampfdisziplinen. Das Leistungsprinzip und das Leistenkönnen übten auf viele Behinderte eine besondere Faszination aus, die nicht unbedenklich hingenommen werden sollte. Übertriebenes Geltungsstreben, Mißgunst und Neid über Erfolge anderer, einseitiges und rücksichtsloses Streben nach Erfolg stellen besonders für behinderte Menschen eine Gefährdung dar. Offenkundig wird die Fehlentwicklung mancher Rollstuhlsportler im Verhalten zur Klassifizierung für den Wettkampf. Die Schwächen eines Klassifizierungssystems werden zum eigenen Vorteil genutzt. Bewußte Täuschungsversuche über den tatsächlichen Schaden und die Leistungsfähigkeit verkehren den Sinn des Sports und des Wettkampfs. Viele verantwortliche Fachkräfte der Rehabilitation und des Sports lehnen deshalb den Wettkampfsport bei Behinderten ab. Das Leistungsprinzip muß differenzierter beurteilt werden, wenn man eine große Verbreitung des Behindertensports erreichen will. Die Dringlichkeit einer sachlichen Beurteilung des Leistungsprinzips im Sport im Zusammenhang mit der Klassifizierung für den Wettkampf wird daraus verständlich.

Durch die Verbreitung des Rollstuhlsports blieb der Personenkreis nicht allein auf die Paraplegiker mit Rückenmarkläsionen beschränkt. Poliomyelitis-Geschädigte, Amputierte mit dem Verlust der unteren Gliedmaßen, Behinderte mit infantiler Cerebral-Parese, Dysmelie-Geschädigte und seit einiger Zeit auch Tetraplegiker werden in den Rollstuhlsport integriert. Auch viele Gehbehinderte mit relativ geringen Körperschäden interessieren sich für das „Sportgerät Rollstuhl“, das ihre Bewegungsmöglichkeiten vor allem im Spiel bereichern kann.

Der hohe Anspruch der Rollstuhlsportler an die Meßgenauigkeit einer Klassifizierung

---

[1] Prof. Dr. med. L. GUTTMANN gilt als Begründer der modernen Paraplegikerbehandlung. Wegen seiner Verdienste wurde er von der englischen Königin geadelt.

[2] Die ISMG finden seit 1951 jedes Jahr statt. Seit 1960 wurden die Spiele den Olympiaden angeschlossen. Dem ISMGF sind inzwischen 51 Länder angeschlossen.

[3] Der Rollstuhlsport wird bei den ISMG und auch in der Bundesrepublik Deutschland als Gelähmtensport bezeichnet, zu dem nur spinal Gelähmte zugelassen sind.

und die Beteiligung von Behinderten mit unterschiedlichsten Schäden und Behinderungsgraden am Wettkampfsport führte zu großen Schwierigkeiten in der Klassifizierung: In Stoke Mandeville akzeptiert man bei den Wettkämpfen nur spinal Gelähmte und geht damit zum Teil den Schwierigkeiten aus dem Wege. Bei den Panamerican Games dagegen können alle Behinderte teilnehmen. Die angewandte Klassifizierung genügt jedoch nur bescheidenen Ansprüchen. Die grobschematisch definierten Klassen können keine befriedigende Chancengleichheit für alle Wettkämpfer gewährleisten (Tabelle 26).

Die nachfolgende Darstellung und kritische Beurteilung der ISMG-Schadensklassifizierung wird präziser die Schwierigkeiten und die Aufgaben zeigen, die bei der Entwicklung eines brauchbaren Klassifizierungssystems für die Rollstuhlsportler ohne Armschaden bearbeitet werden müssen. Die weitaus schwierigeren Verhältnisse bei der Klassifizierung der Tetraplegiker können im Rahmen dieser Arbeit nicht diskutiert werden.

1.1. Zum Leistungsmotiv und zur Klassifizierung im Rollstuhlsport aus sportpädagogischer Sicht

Das oberste Ziel jedes Sportpädagogen sollte es sein, *möglichst viele Behinderte zu aktivieren,* und ihnen zu einer konstanten sportlichen Betätigung bis ins hohe Alter zu verhelfen. Die Wahrscheinlichkeit der aktiven sportlichen Betätigung wächst, wenn der Behinderte seine Neigungen und Interessen im Rollstuhlsport befriedigen oder weiterentwickeln kann. Im allgemeinen darf man nicht davon ausgehen, daß der Behinderte seine Neigungen oder die spezifischen Motive für die Sportausübung kennt. Viele überschätzen ihre Möglichkeiten und kennen die Motive zum Sporttreiben einseitig und verfälscht. Aber auch den offiziellen Vertretern des Rollstuhlsports fehlt es nach den bisherigen Erfahrungen an einer klaren und durchdachten Konzeption, um das Angebot im Rollstuhlsport vielfältig und motivierend zu gestalten. Die Anpassung an die Sportarten und Regeln der Nichtbehinderten und die einseitige Betonung des Leistungsmotivs schränken die potentiellen Möglichkeiten des Rollstuhlsports als Freizeitaktivität für den Behinderten ein. Beispiele aus dem Sport der Nichtbehinderten werden zeigen, daß dieser einseitige Weg zu einer Beschränkung der Zahl der aktiven Sportler auf die besonders Veranlagten und Motivierten führt.

Bestimmte Sportarten, in denen die objektiv meßbare Leistung und der Leistungsvergleich dominieren, haben unter dem Einfluß des heutigen Hochleistungssports ihre frühere Breitenwirkung verloren. Sieht man von den recht aktiven Kindergruppen ab, so verringert sich die Zahl der Aktiven sprunghaft, je mehr man sich dem Senioren-Alter nähert. Die Leichtathletik und das Geräteturnen sind von dieser Entwicklung besonders betroffen; galten sie doch früher als die volkstümlichsten Sportarten. Die enorme Leistungsexplosion und der heutige Trainingsaufwand in diesen Sportarten aktivieren nur noch die besonders Begabten und Motivierten.

Man könnte nun einwenden, daß der Behinderte solche Ziele gar nicht verfolgen kann oder möchte. Für den Behinderten sind häufig der Wunsch und das Streben noch ausgeprägter als seine objektiven Möglichkeiten. Hagmeier (1955) berichtet von der Neigung zur Überkompensation und Bläsig (1967) betont die größere Gefährdung des Behinderten für eine Fehlentwicklung. Der reine Leistungssport stellt eine solche Gefährdung dar (Fischer, 1967; Rigauer, 1969; Lüpke, 1967; Prenner, 1971), wenn nicht weitere Werte im Sport gelten oder daneben bestehen. Bei einer einseitigen Ausbildung des Leistungsmotivs im Sport wird es zwangsläufig auch im Behindertensport zu einer ähnlichen Einschränkung der Zahl der aktiven Sportler kommen, so wie bei den Nichtbehinderten.

Vergegenwärtigt man sich die eingangs dieses Kapitels formulierte Zielsetzung des Sportpädagogen im Behindertensport, so muß das Leistungsprinzip sehr kritisch beurteilt werden. Sollte der Leistungssport nicht generell abgebaut oder zumindest eingeschränkt werden? Eine grundsätzliche Auseinandersetzung mit dem Leistungsprinzip und eine erprobte organisatorische Lösung beim Sport der Nichtbehinderten sollten das Problem lösen.

Bei allen Fehlentwicklungen, die durch das Leistungsprinzip entstehen können, sollte man nicht die positiven Möglichkeiten übersehen. Die Mühe und die Willenskraft, die durch das Erbringen von Leistung gefördert werden, können sich unter Umständen auch auf andere Lebensbereiche übertragen (Neumann, 1957, 1964; Mierke, 1964, u. a.). Die Entwicklung im Deutschen Behindertensportverband hat gezeigt, daß beim Fehlen eines differenzierten Leistungsangebots für alle Altersstufen und Neigungsgruppen eine geringere Zahl von aktiv Sporttreibenden besteht. Vor allem junge Menschen haben den Wunsch, ihr Leistungsvermögen zu überprüfen und im direkten Vergleich mit den anderen ihren Rang in der Gruppe der Wettkämpfer zu ermitteln (Klafki, 1964). Gelingt es dem Sportpädagogen auf der Basis guter Gruppenbeziehungen, den Wetteifer zu realisieren und durch das spielerische Element die Bewegungsfreude oder das Gemeinschaftsleben bewußt zu machen (Schmitz, 1967), so kann gegen das Leistungsstreben nichts eingewandt werden (Klafki, 1964; Schmitz, 1970; Grupe, 1965).

Die Akzentuierung des Hochleistungssports bei den Nichtbehinderten hat schon früher zu einer unterschiedlichen Beurteilung der Motive für das Sporttreiben geführt. Diekkert (1970) systematisierte zwei Formen des Sports durch das *„Sportliche Prinzip"* und das *„Re-kreative Prinzip"*. Der bereits vor 15 Jahren propagierte „Zweite Weg" (Palm, 1961) verstand sich als Gegenentwicklung zum Hochleistungssport, um den weniger Veranlagten und Erfolgreichen adäquate Sportangebote zu machen. Die Zielsetzungen und Verfahrensweisen des DBS finden sich in nahezu reiner Form in dieser Bewegung repräsentiert (Lorenzen, 1961, 1968, 1972). Man betont die Bewegungsfreude, das Gemeinschaftsleben, die Unverbindlichkeit, die Gesundheit und die Fitness (Dieckert, 1972; Palm, 1961). Die Erfahrung hat gezeigt, daß die beiden Weisen des Sporttreibens nebeneinander bestehen können, wenn ihre Inhalte und Zielsetzungen nicht vermengt, sondern bewußt betont werden. Die Gesamtzahl der Sporttreibenden hat sich, nicht zuletzt wegen dieser Entwicklung, in den letzten Jahren enorm gesteigert (vgl. die ständig wachsende Zahl der Mitglieder im Deutschen Sportbund, anonym 15).

Da noch keine spezifischen Untersuchungen über den Behindertensport bezüglich dieser beiden Prinzipien bestehen, sollte eine Realisierung angestrebt werden. *Auch beim Querschnittgelähmten sind primär keine anderen Motive zum Sporttreiben anzunehmen wie beim Nichtbehinderten.* McClelland et al. (1953) weist auf die frühzeitige Entstehung und Manifestierung der Motive hin. Besonders ein Unfallverletzter oder spätbehinderter Rollstuhlsportler wird nicht notwendig eine andere Einstellung zum Sport beziehen. Für den Rollstuhlsport wird man deshalb von folgender Hypothese ausgehen: *Der Behinderte entwickelt ähnliche, wenn nicht die gleichen Motive für das Sporttreiben wie der Nichtbehinderte. Soweit es die Behinderung zuläßt, sollten für die Rollstuhlsportler ähnliche Formen des Sporttreibens bestehen, wie für die Nichtbehinderten.*

Eingeschränkt werden die sportlichen Aktivitäten und Möglichkeiten des Rollstuhlsportlers vor allem im Wettkampfsport durch die schadensbedingten funktionellen Einschränkungen. Wie bereits in der Einleitung beschrieben, treten auch im Sport der Nichtbehinderten prinzipiell die gleichen Schwierigkeiten auf, wenn durch die anthropometrischen Maße und das Alter die Leistungsfähigkeit eingeschränkt ist. Um eine größere Zahl leistungsorientierter Sportler zu aktivieren, wurden die Gewichtsklassen oder die

Altersklassen eingeführt. Die angestrebten Schadensklassen im Rollstuhlsport sind praktisch eine Weiterführung dieses Prinzips.

Aus psychologischer Sicht läßt sich die Klassenbildung folgendermaßen erklären: *Ein Leistungsvergleich zwischen wettkampforientierten Sportlern ist um so wahrscheinlicher, je ähnlicher das Leistungsvermögen und das Anspruchsniveau aller Beteiligten ist* (HECKHAUSEN, 1971). Treten in einer Sportart große Leistungsunterschiede auf, so bestimmen im wesentlichen die Talentierten und Leistungsstarken das Anspruchsniveau. Die Leistungsschwachen besitzen dabei keine realistische Chance auf Erfolg, oder können den Wettkampf nicht in einer befriedigenden Weise als Herausforderung erleben (LERSCH, 1963). Sie erleben ihre eigene Leistung im Vergleich zu den Besten als Mißerfolg und bei häufiger Wiederholung als Frustration. Die Konsequenz dieser Erfahrungen ist meistens der Rückzug vom Wettkampfsport und, bei einer einseitigen Motiventwicklung zur Leistung, auch vom Breitensport. Werden dagegen die Wettkämpfer in Gruppen gleicher Leistungsfähigkeit aufgeteilt, so kann durch die Vergrößerung der Chance auf Erfolg insgesamt eine größere Anzahl von Leistungs- und Wettkampforientierten aktiviert werden. So wird es im Behindertensport nicht nur erforderlich, *Schadensklassen* zu bilden, sondern auch *Leistungs- und Altersklassen.*

Die Berücksichtigung aller leistungsbestimmenden Faktoren, die im Wettkampfsport der Nichtbehinderten zu Klassenbildungen führen, würde im Behindertensport die Zahl der Klassen beträchtlich vergrößern. Die Umsetzung in die Praxis hängt von der Zahl der möglichen Schadensklassen in einer Sportart und der Zahl der am Wettkampf beteiligten Behinderten ab. Zum gegenwärtigen Zeitpunkt ist die Beteiligung im Rollstuhlsport so gering, daß an eine zu starke Differenzierung nicht gedacht werden kann. Die Zahl der Schadensklassen wird man ohnehin so klein wie möglich halten. Die Leistungseinschränkungen, die durch das Alter bedingt sind, können mit den Schadensklassen kombiniert werden; d. h., ab einem bestimmten Alter startet der Behinderte in einer funktionell stärker eingeschränkten Schadensklasse. Eine ähnliche Lösung könnte auch für die Anfänger gefunden werden. Auf diese Weise könnten mehr Behinderte für den Wettkampfsport aktiviert werden, und die Zahl der Schadensklassen bliebe relativ klein.

Der vorausgegangene Lösungsvorschlag setzt jedoch voraus, daß sich innerhalb einer Schadensgruppe die funktionellen Einschränkungen für die einzelnen Disziplinen nicht zu unterschiedlich und willkürlich auswirken. *Im Prinzip lassen sich nur Schadensklassen im Behindertensport bilden, wenn die funktionellen Unterschiede nicht zu weit auseinanderliegen und durch ein Verfahren gemessen werden können.* Diese Voraussetzungen werden um so besser erfüllt, je mehr funktionelle Gemeinsamkeiten bei den am Wettkampfsport beteiligten Behinderten festgestellt werden können. Für die verschiedenen Körperbehinderungen und die zugehörigen Sportarten ergeben sich sehr unterschiedliche Bedingungen. Bei den Spastikern zum Beispiel fallen die Leistungsextreme zu weit auseinander, und die Schadensbilder erscheinen zu heterogen, so daß kaum eine praktikable Klassifizierung denkbar scheint, die den Wettkampfsport wie bei den Nichtbehinderten erlauben würde. Die Interdependenz von Leistungsanspruch und Genauigkeit der Klassenbildung schließt zumindest den Hochleistungssport aus. Über die Relativierung der Leistung, durch das Anstreben von Siegergrenzen in Mehrkämpfen, könnte der Mangel zum Teil aufgefangen werden und ein gewisser Anreiz für die leistungsorientierten Sportler bestehen bleiben.

Bei den Behinderten, die für den Rollstuhlsport in Frage kommen, scheinen die Bedingungen für eine objektive Klassifizierung und Klassenbildung besser zu sein. Die Funktionen sind auf die Bewegungstechniken der Arme im Rollstuhl bezogen. Die schadensbedingten Funktionsbeeinträchtigungen werden sich nicht auf alle Sportarten

Tabelle 1. Schadensklassen der ISMG (gültig ab 1. 4. 1974)

<table>
<tr><th>Disziplin</th><th>T2 T3 T4 T5</th><th>T6 T7 T8 T9 T10</th><th>T11 T12 L1 L2 L3</th><th colspan="2">L4 L5 S1 S2</th></tr>
<tr><td>Fünfkampf: Speer, Diskus, Kugel</td><td>II</td><td>III</td><td>IV [a]</td><td colspan="2">V</td></tr>
<tr><td>Schwimmen</td><td>II</td><td>III</td><td>IV</td><td>V</td><td>VI</td></tr>
<tr><td>Tischtennis</td><td>II</td><td>III</td><td colspan="3">IV</td></tr>
<tr><td>Rollstuhlfahren</td><td>II</td><td>III</td><td>IV</td><td colspan="2">V</td></tr>
<tr><td>Basketball</td><td colspan="2">I</td><td>II</td><td colspan="2">III</td></tr>
</table>

[a] Kl. IV 1 – 20 MRC-Punkte bei Querschnittgelähmten Kl. V 21 – 40 Kl. VI 41 – 60
1 – 15 MRC-Punkte bei Polio-Gelähmten 16 – 35 36 – 50

in gleicher Weise und vor allem nicht in gleicher Stärke auswirken. Je nach der Streuung der Leistungsextreme werden für die einzelnen Disziplinen eine unterschiedliche Zahl von Klassen notwendig sein, um den Teilnehmern eine relative Chancengleichheit einzuräumen. An eine generelle Klassenbildung für alle Sportarten wird deshalb nicht gedacht.

1.2. Die Schadensklassifizierung der ISMG

Wie bereits angedeutet, gehören zum Geltungsbereich [4] dieser Klassifizierung nur die Paraplegiker, deren Schäden auf eine Rükkenmarkläsion oder auf die Poliomyelitis zurückzuführen sind. Zu den Tetraplegikern hin besteht für die Paraplegiker eine klare Grenze. Die Arme müssen bei den Behinderten uneingeschränkt funktionsfähig sein. Die Abgrenzung des Geltungsbereichs zu den Gehbehinderten wird eindeutig für die Poliogelähmten und die Querschnittgelähmten mit Rückenmarkläsionen bestimmt. Die Ermittlung der Muskelpunkte wird bei der Darstellung des Klassifizierungsverfahrens erläutert.

Zum Gültigkeitsbereich [5] der Schadensklassifizierung gehören die Sportarten Fünfkampf (100 m Rollstuhlfahren, Kugelstoßen, Speerwerfen, 25 – 100 m Schwimmen, Bogenschießen), Diskuswerfen, Kugelstoßen, Speerwerfen, Tischtennis, Rollstuhlfahren (60 m, 100 m, 200 m, 400 m, 800 m, 1500 m, Slalom, 4×60 m Staffel), Basketball, Schwimmen (25 – 100 m, Brust, Kraul, Rükken, Delphin, Lagen, Staffeln). Die anderen Sportarten Gewichtheben, Bogenschießen, Bowls [6] und Snooker [7] werden nicht erfaßt. Das Fechten wird seit 1975 in zwei Klassen aufgeteilt.

Das Grundschema für die Klassen der Paraplegiker bilden die Muskelausfälle des Rumpfes, der Hüfte und der Beine, die durch die Bezeichnung von Rückenmarksegmenten repräsentiert werden. Folgende Muskelausfälle können für die Klassen II bis V genannt werden:

Klasse II T2 – T5	vollständiger Ausfall der Bauch- und der tiefen Rückenmuskulatur, sowie der Hüft- und Beinmuskulatur,

[4] Der Geltungsbereich beschreibt den Zusammenhang eines Meßverfahrens mit einem Personenkreis, für den es gelten soll. Die Kenntnis des Geltungsbereichs ist wichtig für eine spätere Eichung und Normierung des Meßverfahrens (Lienert, 1967).

[5] Der Gültigkeitsbereich umfaßt nach Lienert (1967) den Gegenstand, an dem Eigenschaften und Fähigkeiten in einem unterschiedlichen Ausprägungsgrad auftreten und durch ein Meßverfahren bestimmt werden sollen.

[6] Bowls ist ein Zielwurfspiel auf Rasen mit etwa handgroßen Kugeln. Es wird überwiegend in den angelsächsischen Ländern gespielt.

[7] Snooker ist eine Art Billard.

Klasse III T6 – T10: teilweiser Ausfall der Bauch- und Rückenmuskulatur, vollständiger Ausfall der Hüft- und Beinmuskulatur,

Klasse IV T11 – L3: Gelähmte ohne Quadrizepsfunktion, teilweiser Ausfall der Hüftmuskulatur, vollständiger Ausfall der Beinmuskulatur,

Klasse V/VI L4 – S2: Gehbehinderte, teilweiser Ausfall der Beinmuskulatur.

Seit 1973 werden die Gelähmten mit kompletten Läsionen nicht mehr streng nach der Lähmungshöhe den Klassen zugeordnet (anonym 8) [8]. Folgendes Klassifizierungsverfahren gilt für alle inkomplett Gelähmten und zusätzlich für die komplett Querschnittgelähmten:

1. Zur Differenzierung zwischen den Klassen II und III wird die Balance des Behinderten beim freien Sitz auf dem Untersuchungstisch geprüft.
2. Zur Differenzierung zwischen den Schadensklassen III und IV entscheidet der Anteil und die Kraft der Rücken- und Bauchmuskulatur.
3. Zur Differenzierung zwischen den Klassen IV und V, und V und VI dient ein Muskelpunktsystem, das die Kraft aller Muskelgruppen, die die Bewegungen an der Hüfte, dem Knie und dem Fuß bewirken, bewertet. Die Bestimmung des Kraftmaßes der Hüftflexoren, -adduktoren, -abduktoren und -extensoren, der Knieextensoren und -flexoren, sowie der Fußextensoren und -flexoren erfolgt durch die MRC-Skala [9], wie sie vom British Medical Research Council empfohlen wurde (MUMENTHALER u. SCHLIAK, 1965). Die Summe aller Muskelpunkte, die Kraftstufe 1 und 2 werden nicht berücksichtigt, entscheidet über die Zugehörigkeit zu den Klassen, die durch bestimmte Punktspannen definiert sind (Tabelle 1). Ausgeschlossen vom Wettkampfsport bei den ISMG werden Poliogelähmte mit mehr als 50 Muskelpunkten von 80 möglichen und Querschnittgelähmte mit mehr als 60.

Für die Registrierung aller Daten eines Wettkämpfers dient ein Medizinischer Ausweis, wie er im Anhang abgebildet ist (Abb. 42). Der Ausweis berechtigt zum Start in den angegebenen Klassen und in allen anderen Klassen, die leichtere Schäden repräsentieren.

[8] Bei der Sitzbalance-Prüfung von Querschnittgelähmten mit kompletten Rückenmarkläsionen wurden bei gleicher Lähmungshöhe interindividuelle Unterschiede festgestellt.

[9] Der Muscle Record Code (MRC) des British Medical Research Council mißt nichtspastische Muskeln nach folgenden Kraftstufen:
0 keine Muskelaktivität,
1 sichtbare Kontraktion ohne Bewegungseffekt,
2 Bewegungsfähigkeit unter Ausschaltung der Schwerkraft,
3 Bewegungsfähigkeit gegen die Schwerkraft,
4 Bewegungsfähigkeit gegen mäßigen Widerstand,
5 normale Kraft.

1.3. Kritische Beurteilung der ISMG-Schadensklassifizierung

Die Einschränkung des Geltungsbereichs der ISMG-Schadensklassifizierung auf die spinal Gelähmten ist unverständlich. Viele Spastiker und Amputierte sind funktionell schlechter einzuschätzen als viele Gelähmte. Die Grenze zu den Nichtbehinderten ist willkürlich definiert. Der Poliogelähmte, der von maximal 80 möglichen Muskelpunkten nur 51 besitzt, kann dem Nichtbehinderten nicht gleichgestellt werden. Die 29 fehlenden Muskelpunkte können sich auf sechs größere Muskelausfälle an der Hüfte und an den Beinen beziehen.

Im Prinzip orientiert sich die ISMG-Schadensklassifizierung, wie der Name bereits sagt, am Schaden des Behinderten und nicht an den verbliebenen Funktionen, die bei der Ausübung der einzelnen Disziplinen sichtbar werden. Die Auswirkungen des Schadens auf die funktionellen Möglichkeiten im Rollstuhl werden nicht analysiert, sondern durch die Hypothese ersetzt: Die Funktion des Körpers nimmt von cranial nach caudal beim Sitzen im Rollstuhl von einem Segment zum anderen gleichmäßig zu. Die Klassen II und V umfassen vier Segmente, die Klassen III und IV fünf Segmente. Der Muskelstatus, den die Behinderten in einer Klasse besitzen, fällt sehr unterschiedlich aus. Die potentiell möglichen Funktionen eines T11-Gelähmten lassen sich mit denen eines L3-Gelähmten nicht vergleichen. Ein Vergleich der Muskelinnervation durch das Rückenmark macht deutlich, daß die Funktionszunahme im Lendenmarkbereich größer ist, als im Brustmarkbereich. Die definierten Klassengrenzen können demnach keine homogenen Gruppen einschließen (STROHKENDL, 1974).

Die geringe sportartspezifische Differenzierung, die durch Klassenzusammenfassungen beim Basketball, Fechten und Tischtennis deutlich wird, könnte nur dann sachlich begründet werden, wenn der Zusammenhang zwischen dem Schaden bzw. der Restfunktion und den Bewegungsformen der Disziplinen geklärt wäre. Wie wenig die Schadensklassifizierung der ISMG auf die funktionellen Bedingungen der Sportbewegungen eingeht, wird besonders an der Disziplin Schwimmen deutlich. Obwohl die Bewegungen im Rollstuhl völlig verschieden sind von denen im Wasser, gelten trotzdem die gleichen Klassen. Unter den gegebenen Umständen kann die Gültigkeit der gebildeten Klassen nur eine zufällige sein.

Das Klassifizierungsverfahren kann relativ objektiv bei den kompletten Rückenmarkläsionen durchgeführt werden. Die interindividuellen Abweichungen bei gleichen Lähmungshöhen bezüglich der Muskelfunktionen betragen selten mehr als ein Segment. Schwierigkeiten bereitet im Bereich der Brustmarklähmungen die Bestimmung der genauen Läsionsstelle. KAPLAN (1966) konnte bei der Untersuchung von 16 Probanden mit einer kompletten Rückenmarkläsion bemerkenswerte Abweichungen bei der sensiblen und motorischen Innervation registrieren. Nur bei zwei Probanden stimmten die beiden Grenzen überein. Da bei den flächigen, aus mehreren Segmenten innervierten Bauchmuskeln die Grenze der Läsion im allgemeinen durch die Algesie-Prüfung festgestellt wird (HANSEN u. SCHLIAK, 1962; u. a.), treten hier Meßfehler auf.

Für die Einordnung der inkomplett Gelähmten bestehen keine genauen Meßkriterien. Die Prüfung der Sitzbalance auf dem Untersuchungstisch und die Beurteilung der Kraft der Bauch- und Rückenmuskeln werden nicht nur von subjektiven Fehlern der Prüfer beeinflußt, sondern sie können zusätzlich durch bewußte Täuschungen des Probanden verfälscht werden. Spezifische Maßnahmen, die Täuschungsversuche ausschließen helfen, existieren nicht. GUTTMANN (1973 – 74) hat eine Wettkampfbeobachtung vorgeschlagen. Genaue Beurteilungskriterien für dieses Verfahren wurden jedoch nicht erarbeitet.

Besonders kritisiert werden muß das bestehende Muskelpunktsystem (MCCANN, 1971), mit dem die Klassen IV, V und VI differenziert werden. Die Zahl der 80 möglichen Bewertungen steht in keinem Verhältnis zur „Konsistenz" (LIENERT, 1967) und Validität des Verfahrens. Die 20 Muskelpunkte der Klasse IV beispielsweise lassen sich sowohl durch funktionsfähige Hüftmuskeln als auch durch die relativ unbedeutenden Fußmuskeln erreichen.

Zur Verbesserung der Objektivität des Klassifizierungsverfahrens wurde von MCCANN (1975) der „ISMG Classification guide for the use of doctors" erarbeitet. Eine statistische Prüfung der Objektivität und der Reliabilität wurde noch nicht versucht. Der gleiche Mangel besteht auch bei der Validität, da bisher noch kein Außenkriterium erarbeitet wurde. Die Konstruktvalidität kann nicht diskutiert werden. Es fehlt der objektive Zusammenhang zwischen den Schäden der Gelähmten und den eigentlichen Funktionsausfällen bei den betriebenen Sportarten. Zudem besteht eine geringe Affinität zwischen den Meßverfahren und den im Rollstuhlsport sichtbaren Körperfunktionen. Das Ergebnis einer Sitzbalance-Prüfung im Rollstuhl selbst hätte vermutlich mehr Aussagewert als das beim Sitzen auf dem Untersuchungstisch.

Die Unzufriedenheit der Mitglieder des Medizinischen Ausschusses des ISMC mit dem bestehenden Klassifizierungssystem verdeutlichen Auszüge aus ihrem eigenen Sitzungsbericht vom 22. Juli 1974 in Stoke Mandeville (anonym 10):

„Pkt. 3: Kritik wurde an der Homogenität der Klasse IV laut, die bekanntlich vom funktionellen T11-Segment bis zum L3-Segment reicht. Dr. YEO (Australien) schlug vor, daß alle Wettkämpfer der Klasse IV als Teil einer Studie während einem der Wettkämpfe . . . genau untersucht werden sollten."

„Pkt. 6: Eine ‚Splitter-Klassifikation' für die einzelnen Sportarten hielt man für notwendig."

„Pkt. 9: Man glaubt, die Klassifikation mit Hilfe einiger grundlegender kinesiologischer und biomechanischer Studien zu erreichen, was eine genaue Berechnung des Wertes verschiedener Muskelgruppen beim Gleichgewichthalten im Rollstuhl, bei der Ausführung der verschiedenen Disziplinen und im Schwimmen ermöglicht. Man hofft, daß solche Studien vorankommen . . ."

Für die Entwicklung eines Klassifizierungssystems für den objektiven und chancengleichen Leistungsvergleich von Rollstuhlsportlern ohne Armschaden müssen folgende Punkte bearbeitet werden:

1. Die Bestimmung des Geltungsbereichs der zu erarbeitenden Klassifizierung.
2. Die Entwicklung eines theoretischen Konstrukts, das den Zusammenhang zwischen den Schäden der Behinderten und den funktionellen Einschränkungen in den Disziplinen des Rollstuhlsports deutlich macht. Das Schwimmen kann dabei nicht berücksichtigt werden.
3. Die Definition von funktionell homogenen Klassen mit charakteristischen Bewegungseigenschaften, die bei der Ausübung der Bewegungsformen der Disziplinen von Bedeutung sein können.
4. Die Entwicklung eines Meßverfahrens (Test), das alle Behinderten des Geltungsbereichs den definierten Klassen zuordnet.
5. Die Prüfung der Gültigkeit der gebildeten Klassen für die einzelnen Disziplinen im Rollstuhl.
6. Die Prüfung des Klassifizierungsverfahrens mit Hilfe der bekannten Testkontrollverfahren.

2. Überlegungen und Ansätze für eine funktionelle Klassifizierung der Behinderten des Rollstuhlsports

2.1. Zum Geltungsbereich der Klassifizierung

Geht man von den funktionellen Gemeinsamkeiten der Personen aus, die sich für den Rollstuhlsport interessieren oder für ihn motiviert werden könnten, muß sich der Geltungsbereich der ISMG-Klassifizierung beträchtlich erweitern. Definiert man als ein notwendiges Merkmal des Personenkreises die uneingeschränkt funktionsfähigen Arme, so wird man mehrere Behinderungsarten nennen können, die diese Voraussetzungen erfüllen. Um eine klare Abgrenzung zu den Behinderten treffen zu können, die nicht in den Geltungsbereich einbezogen werden sollten (z. B. Tetraspastiker, Muskeldystrophe u. ä.) [10], müssen folgende Eigenschaften des Schultergürtels und der Arme vorhanden sein: Volle Beweglichkeit aller Gelenke, uneingeschränkte Kraft und Elastizität der Muskulatur, normale Koordination intermuskulär und intramuskulär (HOLLMANN, 1967; JONATH, 1973; u. a.). Die Trainierbarkeit der genannten Bewegungseigenschaften sollte keiner Einschränkung unterliegen. Die Gefahr einer Schädigung muß ausgeschlossen sein.

Das ISMC versucht seit längerer Zeit Rollstuhlsportler der Schadensklasse VI (anonym 6) vom Wettkampfsport bei den ISMG auszuschließen. In dieser Klasse befinden sich überwiegend Gehbehinderte, denen im Falle einer Poliolähmung wenigstens sechs und im Falle einer Querschnittlähmung wenigstens vier Muskelgruppen an den unteren Extremitäten fehlen. Die sich daraus ergebende funktionelle Einschränkung läßt für diese Behinderten keine befriedigende Wettkampfbeteiligung an den Sportarten der Nichtbehinderten zu, bei denen die Beine stark belastet werden müssen. Trotzdem werden Argumente angeführt, die einen Ausschluß der Gehbehinderten vom Wettkampfsport im Rollstuhl befürworten. Viele Ärzte raten den Gehbehinderten vom Rollstuhlsport ab, weil sie darin einen Rückschritt in der Rehabilitation befürchten. Der Gehbehinderte könnte durch die Gewöhnung an das bequemere Rollstuhlfahren seine verbliebenen Gehfunktionen nicht optimal trainieren.

Das Problem läßt sich nicht allein aus der Sicht einiger Ärzte beurteilen. Denn trotz der Einschränkungen wächst die Zahl der Gehbehinderten, die den Rollstuhl als Sportgerät benutzen. Gefördert wurde diese Entwicklung zweifellos durch die Verbesserung der Bewegungsqualitäten des Rollstuhls. Aus dem orthopädischen Gerät wurde ein echtes Sportgerät (STROHKENDL, 1973 u. 1976). Im Ausland stellt die Beteiligung der Gehbehinderten am Rollstuhlsport längst kein Problem mehr dar. Aus Israel werden sogar positive Einflüsse des Rollstuhlsports auf die Gesamtrehabilitation der Gehbehinderten berichtet (SPIRA, 1975).

Das bestehende Interesse der Gehbehinderten sollte sogar gefördert werden, wenn man an die geringe Zahl der sporttreibenden Behinderten in der BRD denkt. Bei den Querschnittgelähmten liegt der Anteil bei etwa

[10] Diese Gruppe von Behinderten hat keine realistische Chance auf Erfolg im Wettkampfsport, oder der Sport ist im allgemeinen kontraindiziert (KUHN, 1975; HASSLER et al., 1967).

4% [11]. Bei den anderen Behinderungsarten wird der Anteil kaum größer sein. Der motivierende Gehalt des Sportgeräts Rollstuhl sollte für eine Steigerung der Sportbeteiligung von Behinderten dienen. Auszuschließen wären nur solche Behinderte, die ohne Einschränkung am Sport der Nichtbehinderten teilnehmen können. Die Präambel des Regelbuches des amerikanischen Rollstuhlsports enthält eine entsprechende Definition: „Wheelchair sports are conducted to permit those with permanent physical disabilities to compete vigorously and safely under rules that are kept as close to the ‚normal' rules as possible, and who would be denied the opportunity to play that sport were it not for the wheelchair adaptation" (anonym 5).
Folgende Behinderungen kommen nach den oben genannten Kriterien und Einschränkungen für eine Klassifizierung für den Wettkampfsport im Rollstuhl in Frage:
Komplette und inkomplette Rückenmarkläsionen, Lähmungen nach Poliomyelitis, Amputation der unteren Gliedmaßen, spastische Paraplegie nach infantiler Cerebral-Parese, Gelenkversteifungen, Dysmelien u. ä. Für eine Beurteilung der funktionellen Einschränkungen der Behinderten im Rollstuhlsport ist eine Übersicht über ihre Schädigungen sinnvoll: Lähmungen der Willkürmotorik des Rumpfes, der Hüfte und der Beine, Verlust der Haut- und Tiefensensibilität, Verlust der unteren Gliedmaßen, Kontrakturen, Bewegungseinschränkung der Gelenke, Spastizität, Haltungsschäden, Einschränkungen des Atemgrenzwertes (HOLLMANN, 1972; PAESLACK, 1965).
Viele Behinderte verwenden beim Sport ihre orthopädischen Hilfsmittel. Eine funktionelle Verbesserung muß auch im Rollstuhl angenommen werden. McCANN (1971) schreibt speziell zu diesem Problem: „If it could be demonstrated that the presence of a brace on an athlete increased his function to a higher class of performance, he might need to be reclassified under such circumstances!" Der Behinderte muß also mit allen orthopädischen Hilfsmitteln (Korsett, Haltegurt, Beinschienen, Prothesen u. ä.) klassifiziert werden.

2.2. Zur Entwicklung der Klassen für die einzelnen Disziplinen

Die Abgrenzung und Erläuterung des Geltungsbereichs für die Klassifizierung im Rollstuhlsport machen nur zu deutlich, daß der Ansatz am Schaden allein nicht zu einer sportartspezifischen Klassenbildung führen kann. Die Analyse der Bewegungen der Behinderten bei der Ausführung der Disziplinen des Rollstuhlsports, und die Systematisierung von gemeinsamen Merkmalen muß erfolgversprechender beurteilt werden. McCANN deutete bereits 1971 in diesem Sinne eine praktikable Lösung an:
„There remains to be completed a research project to study the wheelchair athlete, his use of residual muscles and his response to training techniques in various athletic activities . . ."
„Add a functional evaluation component in some way, which would study the athlete's ability to balance, wheel the chair or throw the discus . . ."
Der Ansatz an der Sportbewegung und an allgemeinen funktionellen Kriterien wurde in der Folgezeit weitergeführt (STROHKENDL, 1974). Bei der Analyse der Bewegungsfertigkeiten des Basketballspiels im Rollstuhl wurde die Bedeutung der Rumpfbewegungen deutlich, die auch bei den anderen Disziplinen des Rollstuhlsports leistungsbestimmend sein können.
Folgende „Grund-Funktionen des Rumpfes im Rollstuhl" [12] wurden differenziert: Sitz-

[11] Die Zahl der Querschnittgelähmten in der BRD kann nur geschätzt werden, da keine Meldepflicht besteht. Nach JOCHHEIM et al. (1976) muß heute mit etwa 16 000 Querschnittgelähmten gerechnet werden. Der geschätzte Anteil von 600 bis 800 Sporttreibenden ergibt etwa den Anteil von 4%.

[12] Die Grundfunktionen des Rumpfes beziehen sich intentional auf die Eigenschaften, die für die Funktionen der oberen Extremitäten Bedeutung erlangen.

stabilität [13], Torsion des Rumpfes in der Horizontalebene, Vorbeuge und Rückbeuge des Rumpfes in der Sagittalebene, Seitbeugung des Rumpfes in der Frontalebene. Diese Grundfunktionen des Rumpfes im Rollstuhl können je nach Ausmaß des Schadens der Behinderten mehr oder weniger eingeschränkt sein. Dabei ist es gleichgültig, ob der Schaden eine Querschnittlähmung, Amputation, infantile Cerebral-Parese oder Versteifung von Gelenken ist.
Ein Vergleich der funktionellen Möglichkeiten von Querschnittgelähmten mit unterschiedlich hohen Läsionen des Rückenmarks mit den Grundfunktionen des Rumpfes zeigte, daß die einzelnen Bewegungen in den drei Ebenen in der oben angegebenen Folge ausfallen. Die davon abgeleiteten Klassen sind durch eine bestimmte Rumpffunktion charakterisiert. Die einzelnen Klassen sind so definiert, daß Klassen von funktionell leichter Behinderten notwendigerweise die Funktionen der Klassen von schwerer Behinderten enthalten und zwei nebeneinander liegende Klassen sich nur durch eine bestimmte Rumpffunktion unterscheiden. Die Anzahl der Klassen ist nicht größer, als die der ISMG-Schadensklassifizierung. Sie bilden das Grundgerüst für die sportartspezifische Klassenbildung.
Der Anteil der Rumpffunktionen an den Bewegungen der einzelnen Disziplinen ist sehr unterschiedlich. So gibt es Techniken (z. B. Bogenschießen, Snooker), die keine Klassifizierung notwendig machen. Grundsätzlich sollten nicht mehr Klassen in einer Disziplin gebildet werden, als man für notwendig hält, um den Wettkämpfern eine relative Chancengleichheit einzuräumen. Die biomechanische Beurteilung der Bewegungsformen aller Sportarten des Rollstuhlsports wird zeigen müssen, welche der Grundfunktionen des Rumpfes von Bedeutung sind. Dementsprechend können Klassen des Grundgerüstes zusammengefaßt werden. Die sportartspezifische Differenzierung der Klassen führt dadurch nicht, wie häufig befürchtet wird, zu einer unübersichtlichen Vielfalt von Klassen.

2.3. Zur Entwicklung des Klassifizierungsverfahrens

Die Zuordnung zu den definierten Klassen wäre bei den Querschnittgelähmten mit einer kompletten Rückenmarkläsion allein durch die Feststellung der Läsionshöhe denkbar, falls nicht zusätzliche Sekundärschädigungen sich funktionell auswirken. Bei den Behinderten mit heterogenen Schadensmustern mißlingt eine objektive Zuordnung zu den Klassen, die sich ausschließlich auf das neurologische Verfahren stützt. Für die Einordnung dieser Gruppe von Behinderten muß ein praktikables Meßinstrument entwickelt werden, daß das Funktionsniveau der definierten Klassen repräsentiert. Diese Forderung kann ein Test erfüllen, der aus unterschiedlich schwierigen Bewegungsaufgaben besteht. Die Entwicklung der Testaufgaben orientiert sich dabei an den Grundfunktionen der Klassen.
Erhärtet werden kann eine Klassifizierung, die sich auf die Grundfunktionen des Rumpfes stützt, durch eine Korrelation der durch den Test ermittelten Funktionsgruppen von Rollstuhlsportlern mit ihren Leistungen in den leichtathletischen Disziplinen. Die sportlichen Leistungen werden als Außenkriterium für den Test verwandt. Die Validität kann eventuell durch einen Zahlenwert ausgedrückt werden (LIENERT, 1967).
Die Objektivität der Klassifizierung wird durch Täuschungsversuche beeinträchtigt. Die Entlarvung solcher Versuche wird nicht allein durch testimmanente Beobachtungskriterien zu leisten sein. Ein Ausweg bietet sich durch ein kombiniertes Klassifizierungsverfahren an. Vom objektiven Schadensbild eines Behinderten kann in etwa auf seine funktionellen Möglichkeiten geschlossen werden. Die Beobachtung des Verhaltens des Behinderten im Wettkampf kann zusätz-

[13] Die Sitzstabilität wird differenziert in eine statische (normaler Sitz im Rollstuhl) und eine dynamische (bei Bewegungen um das Hüftgelenk).

liche Aufschlüsse geben, wenn hierfür entsprechende Kriterien erarbeitet werden. Die Reliabilität des Klassifizierungsverfahrens wird eingeschränkt bzw. erschwert durch die Forderung, daß die Klassifizierung unabhängig vom Talent und dem Trainingsaufwand der Behinderten erfolgen soll. Die Ausführung der Bewegungsaufgaben des Tests sollten deshalb möglichst unabhängig sein von diesen Faktoren.

3. Die Grundfunktionen des Rumpfes im Rollstuhl und ihre Eignung für die Klassifizierung der Behinderten im Rollstuhlsport

Der funktionelle Ansatz zur Klassifizierung von Rollstuhlsportlern wird geprüft. Ausgehend von der biomechanischen Bedeutung des Rumpfes für die Bewegungen der oberen Extremitäten kann auf die funktionellen Ausfälle insbesondere von Querschnittgelähmten mit kompletten Läsionen geschlossen werden. Die Systematisierung der Funktionsausfälle von Querschnittgelähmten und die Beurteilung der Schäden von anders Behinderten kann die Eignung des funktionellen Ansatzes für die Klassifizierung klären.

3.1. Die Bedeutung des Rumpfes für die oberen Extremitäten

Bei den einzelnen Sportarten im Rollstuhl dominieren zwangsläufig die Armbewegungen. Beobachtet man nur geringfügig behinderte Rollstuhlsportler in voller Aktion, so kann man sehr vielfältige Bewegungen des Rumpfes auch um die Achsen des Hüftgelenks in allen Ebenen registrieren. Die Rumpfbewegungen unterstützen dabei die oberen Extremitäten. Weiterhin bildet der Rumpf die Stütze bzw. das Widerlager für die Arme. Durch die relativ gute Fixierung des Rumpfes in dem rechtwinkligen Sitz des Rollstuhls können die auftretenden Reaktionskräfte, die bei der Beschleunigung der Arme auftreten, auf den feststehenden Rollstuhl abgeleitet werden. Das Kraftmaß und die Richtung der Bewegungen sind dadurch verbessert (Donskoi, 1961). Die Kraftübertragung durch die Beine auf den Rumpf und indirekt auf die oberen Extremitäten ist zwar beim Sitzen gemindert, da die Auflage der Oberschenkel und der Füße am Rollstuhl ungünstig zum Schwerpunkt des Rumpfes liegt. Der Impuls, der auf ein Gerät wirken soll, kann aber auch durch die Verlängerung des Weges und damit der Zeit der Kraftwirkung vergrößert werden (Hochmuth, 1971; Donskoi, 1961; Gutewort, 1973). Die Bewegungsweite des Rumpfes in der Sagittalebene und der Horizontalebene vergrößert sich erheblich, indem die Beine durch ihren aktiven Einsatz an der Sitzfläche und an den Fußrasten die Unterstützungsfläche ausdehnen. In der Frontalebene kann dagegen der Kippwinkel nur geringfügig verbessert werden, da zur Seite die Stützmöglichkeit fehlt.

Zusammenfassend kann gesagt werden:

Der Rumpf erweitert, steuert und beschleunigt die Bewegungen der oberen Extremitäten. Dies gelingt ihm durch:

- Verlagerung des Stützes der oberen Extremitäten im Raum,
- Fixierung und feinabgestufte Bewegungen,
- Beschleunigung vor allem in der Horizontal- und Sagittalebene.

3.2. Die funktionell-anatomische Analyse der Rumpfbewegungen im Rollstuhl

Die phänomenologische Betrachtungsweise der Rumpfbewegungen im Rolllstuhl genügt nicht, um später eine differenzierte Einschätzung der funktionellen Ausfälle des Rumpfes von Behinderten zu leisten. Die nachfolgende funktionell-anatomische Analyse der Rumpfbewegungen kann eher die notwendigen Informationen erbringen. Die Darstellung konzentriert sich auf die Beweglichkeit der Wirbelsäule und die besonderen funktionellen Bedingungen für den aktiven Bewegungsapparat und das Hüftgelenk beim Sitzen im Rollstuhl.

3.2.1. Der passive und der aktive Bewegungsapparat des Rumpfes beim Sitzen im Rollstuhl

Der Schultergürtel wird bei der Analyse nicht besonders berücksichtigt. Aus biomechanischen und neurologischen Gründen „... muß man den Schultergürtel insgesamt zu den oberen Extremitäten, sowohl seiner Herkunft als auch seiner Funktion nach, rechnen" (DONSKOI, 1961). Die zahlenmäßigen Angaben einzelner Autoren über die Beweglichkeit der einzelnen Wirbelsäulenabschnitte in den drei Bewegungsebenen schwanken in erheblichem Maße (GÜNTZ, 1958; BAKKE, 1931; DITTMAR, 1931; FICK, 1911; NOVOGRODSKY, 1911). Alle betonen die großen Meßschwierigkeiten, die vor allem durch individuelle und trainingsbedingte Abweichungen entstehen [14]. Die Angaben der Tabelle 2 sind von GÜNTZ für die Sagittalebene, BAKKE für die Frontalebene und DITTMAR für die Horizontalebene.

Die Beweglichkeit der Wirbelsäule ist beim Sitzen in einem Rollstuhl nur durch die Rükkenlehne bei der Dorsalflexion teilweise behindert. Bei Ausfällen der tiefen Rückenmuskeln und der Bauchmuskeln verhindert die Rückenlehne das Nach-Hinten-Kippen des Oberkörpers.

Tabelle 2. Beweglichkeit der Brustwirbelsäule (BWS) und der Lendenwirbelsäule (LWS)

	Ventral-flexion	Dorsal-flexion	Lateral-flexion	Rotation
BWS	43,9°	21,1°	55,0°	40,0°
LWS	13,9°	50,2°	42,0°	5,0°

DONSKOI (1961) nennt unter anderen folgende Muskeln für die Bewegungen in den drei Ebenen:

1. Torsion des Rumpfes [15]
   M. rhomboideus, M. serratus anterior, M. obliquus externus abdominis, M. obliquus internus abdominis, Mm. multifidi, Mm. rotatores, M. psoas major, M. serratus posterior inferior,
2. Rumpfbeugung (Ventralflexion)
   M. rectus abdominis, M. obliquus externus abdominis, M. obliquus internus abdominis, M. psoas major,
3. Rumpfstreckung (Dorsalflexion)
   Mm. semispinales, Mm. multifidi, M. serratus posterior inferior, M. errector spinae,
4. Seitliche Neigung des Rumpfes (Lateralflexion)
   M. obliquus externus abdominis, M. obliquus internus abdominis, Mm. multifidi, Mm. semispinales thoracis, M. psoas major, M. quadratus lumborum.

Von den genannten Muskeln für die einzelnen Bewegungsebenen muß man besonders hervorheben: die schrägen Bauchmuskeln für die Torsion (DONSKOI, 1961; HOEPKE u. KANTER, 1971), den geraden Bauchmuskel für die Rumpfvorbeuge (Ventralflexion), die tiefen Rückenstrecker für die Rückbeuge (Dorsalflexion) und den M. quadratus lumborum für die Seitbeugung (Lateralflexion). Die gute Torsionsausübung der schrägen Bauchmuskeln ergibt sich durch ihren Ansatz an der Hüfte und den Rippen, die als lange Hebelarme wirken. Die Bauchmuskeln sind außer bei der Rückbeuge des Rumpfes an allen Bewegungen durch einseitigen, gegenseitigen und beidseitigen Zug beteiligt. Nicht unerwähnt bleiben sollte das Strecken

[14] Die großen Unterschiede in den Meßergebnissen erklären sich zum Teil durch die unterschiedlichen Meßmethoden und dem Untersuchungsgut (z. B. Messung der Beweglichkeit von rippenfreien Wirbelsäulen, Röntgenuntersuchungen an Lebenden u. ä.).

[15] Der Begriff der Torsion des Rumpfes wird dem der Rotation vorgezogen, da die Bewegungen der Wirbelsäule in den einzelnen Wirbelabschnitten unterschiedlich sind und zudem in verschiedenen Ebenen ablaufen.

der Wirbelsäule. Die lordotische Schwingung der Wirbelsäule wird durch ein Aufrichten des Beckens aufgehoben. Dabei arbeiten der M. glutaeus maximus und die Bauchmuskeln synergistisch. Die Streckung der Brustkyphose gelingt duch den Zug der langen Rückenstrecker von unten und oben zum 5. Brustwirbel hin (GÜNTZ, 1958).
Alle Bewegungen des Rumpfes sind nicht möglich, wenn der Oberkörper über der Hüfte nicht ausbalanciert werden kann. Für die Regulation des Rumpfes über der Hüfte haben die tiefen Rückenmuskeln im Bereich des unteren Drittels der Brustwirbelsäule sowie der gesamten Lendenwirbelsäule die größte Bedeutung (TITTEL, 1974).
Im Rollstuhl reichen die Bewegungen des Rumpfes, wie bereits beschrieben, weit über die Unterstützungsfläche der Hüfte hinaus. Die angreifenden Muskeln an der Hüfte und an den Beinen verstärken und bremsen die Rumpfbewegungen. Sie ermöglichen die dynamische Sitzstabilität im Rollstuhl. Für die einzelnen Bewegungsebenen erlangen folgende Muskeln an der Hüfte Bedeutung:

1. Torsion des Rumpfes mit der Hüfte
   Alle Hüft- und Beinmuskeln,
2. Rumpfvorbeuge (Ventralflexion)
   M. iliopsoas, M. rectus femoris, M. sartorius,
3. Rumpfaufrichtung aus der Rumpfvorbeuge
   M. glutaeus maximus, ischio-crurale Muskelgruppe, alle Adduktoren (DONSKOI, 1961),
4. Seitbeugung (Lateralflexion)
   M. glutaeus medius und minimus, M. tensor fasciae lata, Extensoren des Beines.

3.2.2. Funktionelle Besonderheiten des Rumpfes und der unteren Extremitäten im Rollstuhl

Die aufgeführten Muskeln dürfen nicht isoliert gesehen werden. Die Bewegungen des Rumpfes im Rollstuhl sind komplexer Natur. Die beteiligten Muskeln des Rumpfes und der Beine sind in „kinematischen Ketten" (TITTEL, 1970) angeordnet. Für die Ausübung der spezifischen Leistungen einer Bewegung müssen die Muskeln statische und dynamische Funktionen ausführen. Die besondere Beanspruchung der Muskeln wird an ihrem Bau und ihrer Struktur sichtbar. Bezüglich der Rumpf- und Hüftmuskulatur sind folgende Informationen von Bedeutung:

1. Rumpf- und Hüftmuskulatur

Die Bauch-, Rücken- und ein Teil der Hüftmuskeln sind flächige Muskeln, die die Wirbelsäule, den Brustkorb, die Eingeweide und die Hüfte als Muskelpanzer umgeben. Der Faserverlauf bzw. die Zugrichtung der Muskeln und ihre Anordnung in geschlossenen kinematischen Ketten (DONSKOI, 1961) legen die Vorstellung eines nach allen Seiten hin verschnürten Pakets nahe. Die Verlaufsrichtung der Muskeln deuten die funktionellen Gruppen an, die die Bewegungen des Rumpfes ermöglichen. Dabei kann, wie auch die Übersicht der Muskeln zeigen konnte, „... ein und derselbe Muskel mehreren solchen Gruppen angehören" (DONSKOI, 1961). Dort, wo die Wirbelsäule am beweglichsten ist, sind auch die größten Muskelmassen angebracht (BENNINGHOFF u. GOERTLER, 1968).
Die flächigen Muskeln bestehen aus kurzen, schräg angeordneten Fasern. Über ihre Eigenschaften schreibt SCHÜTZ (1969): „... Muskeln mit schräggestelltem Faserverlauf, also mit kurzen Fasern in gefiederter Anordnung ... (können, der Verf.) eine größere Kraft entwickeln ...", dafür aber nur einen kurzen Weg zurücklegen. Diese Eigenschaft ermöglicht eine gute Haltearbeit. DONSKOI (1961) schreibt unter Einbeziehung des Verlaufs und der Struktur der Rumpfmuskeln: „Geschlossene kinematische Ketten sind stark in sich gebunden und besitzen eine geringere Zahl von Freiheitsgraden und eine geringere Bewegungsamplitude. Sie befinden sich hauptsächlich am Rumpf. Ihrem Charakter nach sind geschlossene kinematische Ketten eher für Stütz- als für Bewegungsfunktionen geeignet."

Für die außerordentlich freibeweglichen oberen Extremitäten muß eine gute Stütze vorhanden sein, wenn die Genauigkeit der Bewegungen erhalten bleiben soll. Erreicht wird die gute Stützfunktion durch ein Verspannen der gesamten Rumpfmuskeln, insbesondere der Rückenmuskeln (HOEPKE u. KANTER, 1971), und eine feine Abstufung des Spannungsgrades (TITTEL, 1974). Der Rumpf als Stütze darf aber nicht mit einem starren Block verwechselt werden. „Der Rumpf dient als Stütze, die manchmal unbeweglich, meist aber beweglich ist, und unterstützt die Bewegungen der oberen ... Extremitäten bei ihren vielfältigen Tätigkeiten einschließlich der Verlagerung des Körpers im Raum" (DONSKOI, 1961).

Der Rumpf kann durch fein abgestufte Lageveränderungen die Bewegungsgenauigkeit sichern. Agonisten und Antagonisten folgen dabei dem von NEMESSURI (1968) beschriebenen „binären, antagonistischen Mechanismus der Bewegungssteuerung". Nur die Beteiligung aller Muskeln ergibt die ökonomische und zweckmäßige Bewegung (MEINEL, 1960).

2. Hüft- und Beinmuskulatur

Folgende Bedingungen schränken die Funktionen der Hüft- und Beinmuskulatur ein: Der Schwerpunkt des Rumpfes liegt ungünstig zur Stützfläche der Beine, und die Muskelschlingen sind durch die Beugestellung des Hüft- und Kniegelenks in ihrer Wirksamkeit beeinträchtigt. Die durch das Sitzen im Rollstuhl bedingte Funktionsverlagerung wirkt sich in den drei Bewegungsebenen unterschiedlich stark aus.

Für die Rumpfvorbeuge um das Hüftgelenk kommen zusätzlich zu den genannten Einschränkungen noch andere leistungsmindernde Faktoren hinzu: Die über zwei Gelenke ziehenden Hüftbeuger (M. rectus femoris, M. sartorius) erleiden beim Sitzen im Rollstuhl durch die Beugung im Hüftgelenk eine „aktive Mangelhaftigkeit". Sie „... tritt dann auf, wenn auf Grund der Verkürzung eines Mehrgelenk-Muskels eines der Gelenke vollkommen gebeugt ist, und sich jetzt der Muskel als zu lang erweist, um auch das zweite Gelenk zu beugen" (DONSKOI, 1961). Der eigentliche Hüftbeuger, der M. iliopsoas, vermag den Winkel zwischen Rumpf und dem Oberschenkel zu verkleinern. Aber auch bei ihm mindert die Beugung im Hüftgelenk den optimalen Krafteinsatz, da der Muskel sich nicht in der besten Ausgangslage befindet. GUTEWORT (1973) schreibt zum biomechanischen Prinzip der Anfangskraft und der günstigsten Lage des Kraftmaximums: „Muskelspannung und Kontraktionsverlauf sind nicht nur von der jeweiligen Reizgebung, sondern auch von der vorangehenden Dehnung des Muskels abhängig." Bei einer Vordehnung kann der Muskel also mehr Kraft und damit mehr Arbeit verrichten (SCHÜTZ, 1969).

Der Einsatz der Hüftbeuger, im Sinne einer Vergrößerung des Impulses bei den sportlichen Bewegungen, wird zusätzlich durch das schlechte Massenverhältnis zwischen den Beinen und dem Rumpf gemindert. Bei der Verkürzung der Hüftbeuger werden die Beine leichter zum Rumpf gezogen, als umgekehrt. Beim Fehlen der Antagonisten für die Hüftbeuger werden die Beine bei der Rumpfvorbeuge deutlich zum Rumpf hin beschleunigt. Behinderte fixieren aus diesem Grund ihre Beine an ihren Rollstuhl oder beschweren sie durch das Anlegen von Beinschienen. Die große Bedeutung, die die ISMG-Schadensklassifizierung dem M. quadriceps zuschreibt, ist aus biomechanischer Sicht völlig unbegründet (Klasse IV).

Die Beugestellung der Hüfte, die die Funktionsmöglichkeiten der Hüftbeuger beeinträchtigt, schafft im gleichen Maße bessere Leistungsbedingungen für die Ausführung der Rumpfbewegungen durch die Hüftstrekker (M. glutaeus maximus). Beim Sitzen im Rollstuhl verringert sich im Vergleich zum Stehen die Haltearbeit der Hüft- und Beinmuskeln. Der M. glutaeus maximus und die ischio-crurale Gruppe befinden sich im vorgedehnten Zustand. Somit können auch Muskeln mit kleineren Kraftstufen funktionelle Bedeutung erlangen. Die Beugestellung der Hüfte im Sitzen zeigt noch eine andere Funktionsverlagerung. „Wird das Bein in der Hüfte nur bis zu 50 – 60° gebeugt, wirken alle Adduktoren als Strecker“ (Donskoi, 1961). Die Adduktoren können die Rumpfbewegungen in der Sagittalebene regulieren, selbst wenn die klassischen Hüftstrecker fehlen.

Die Bewegungen des Rumpfes in der Frontalebene und der Horizontalebene können nur durch gut funktionsfähige Beine verbessert werden. Die Beine müssen kräftig und koordiniert eingesetzt werden, wenn sie durch Schieben und Stützen an der Hüfte wirken sollen. Der geringe Kippwinkel des Rumpfes in der Frontalebene läßt keine großen Bewegungen zu. Bewegungen, die im normalen Stand in der Frontalebene ausgeführt werden, übt man im Rollstuhl in der Sagittalebene von schräg vorn nach schräg hinten über die Rückenlehne aus.

3.3. Die Muskelausfälle bei kompletten Rückenmarkläsionen und ihre Bedeutung für die Klassenbildung

3.3.1. Die Innervation der Muskulatur des Rumpfes und der unteren Extremitäten

Bei der schematischen Darstellung der Muskelinnervation durch das Rückenmark fehlen bei den meisten Autoren die Angaben über die Rückenmuskeln. Die Angaben von Scheid (1966) werden in den Abb. 1 und 2 mit den bei Benninghoff u. Goertler (1968) und Hansen u. Schliack (1962) gefundenen Ergänzungen vervollständigt. Die aus der Literatur bekannten „Kennmuskeln“ werden in der Übersicht bezeichnet. Auf die Darstellung der Fuß- und Zehenmuskeln

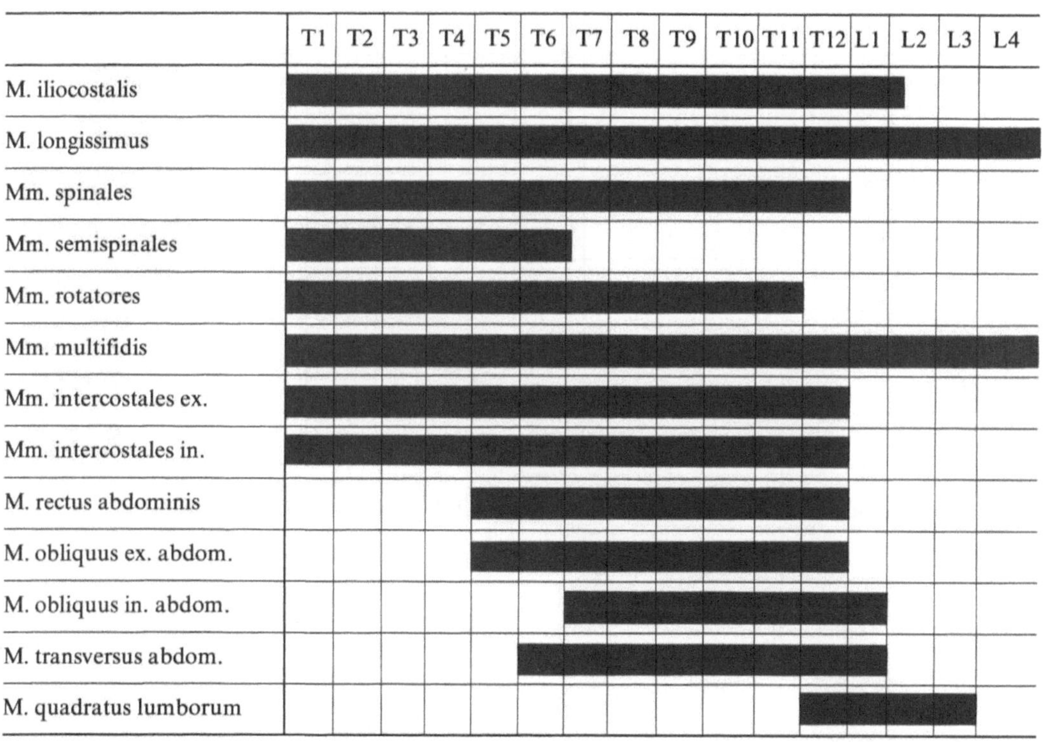

Abb. 1. Innervation der Rumpfmuskulatur nach Benninghoff u. Goertler (1973), Tittel (1970), Scheid (1966), Hansen u. Schliack (1962)

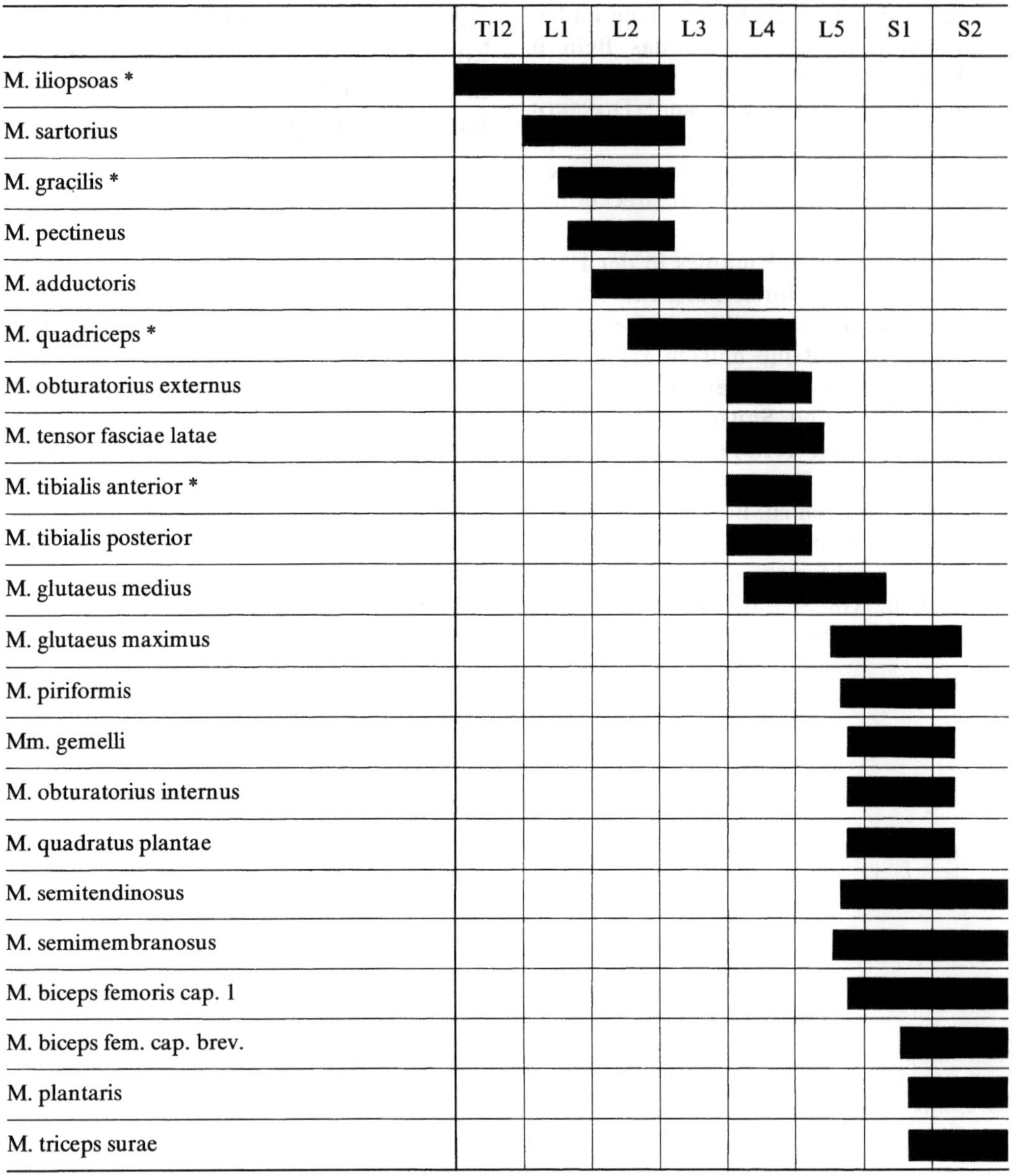

Abb. 2. Innervation der Hüft- und Beinmuskulatur (ohne Zehenmuskel); * Kennmuskeln

wird verzichtet, da sie für die Bewegungen im Rollstuhl keinen Wert haben. Das mehr oder weniger große Übergreifen der Innervation einzelner Muskeln in die benachbarten Segmente [16] soll die Größenordnung der zugehörigen Wurzeln verdeutlichen. Muskeln, die bei einer Schädigung des Rükkenmarks nur aus einem von mehreren Segmenten innerviert werden, verlieren an Kraft. Die Kenntnis solcher Teilinnervationen kann die Einordnung der Läsionshöhe erleichtern. Die unterschiedliche Struktur und Funktion der Rumpfmuskeln im Vergleich zu den Muskeln der Hüfte und der Beine werden auch an der nervösen Versorgung deutlich. Die flächigen, größere Bereiche abdeckenden Muskeln des Rückens, der Bauchwand und des Brustkorbs werden aus längeren Abschnitten des Rückenmarks innerviert. Die meisten Hüft- und Beinmuskeln werden dagegen aus einem bis drei Segmenten versorgt. Die oben beschriebene Funktionseinschränkung durch eine teilweise Innervation von Muskeln wird vor allem bei den Rumpfmuskeln zutreffen. Auffallend ist auch die vollständige Versorgung der Hüftflexoren, Adduktoren und Knieextensoren vor den Abduktoren, Hüftextensoren und den Knieflexoren. Dieser Tatbestand ist, wie noch gezeigt wird, von besonderer systematischer Bedeutung für die Klassifizierung.

3.3.2. Die Rumpffunktionen von Querschnittgelähmten unterschiedlicher Lähmungshöhe

Zur Beurteilung der Funktionseinschränkung des Rumpfes bei verschiedenen Läsionshöhen des Rückenmarks müssen die Aussagen des Abschnitts 3.1 bis 3.2 herangezogen werden. Der Muskelstatus bei den einzelnen Läsionshöhen und die Verhältnisse des passiven Bewegungsapparates lassen eine Abschätzung der möglichen Rumpffunktionen zu. Von T2 ausgehend, angegeben wird das erste nichtfunktionelle Segment, werden die Rumpffunktionen ermittelt, die ab einer bestimmten Lähmungshöhe zu erwarten sind:

Stellt man sich den massigen Oberkörper zusammen mit dem Schultergürtel und dem Brustkorb durch die relativ dünne Wirbelsäule gestützt über der Hüfte vor, so müssen hinreichend Rücken- und Bauchmuskeln vorhanden sein, damit die Wirbelsäule den nötigen Halt erfährt und die Gleichgewichtskorrekturen von der Hüfte aus erfolgen können. Die besonderen Bewegungseigenschaften der Wirbelsäule machen deutlich, daß die beweglichsten Teile, der untere Abschnitt der Brust- und der Lendenwirbelsäule, fixiert werden müssen. Die Mm. spinales, semispinales, multifidi und der M. longissimus sollten in den tiefen Wirbelsäulenabschnitten vorhanden sein. Für die Feinsteuerung beim freien Sitzen müßten die flächigen Bauchmuskeln wenigstens teilweise innerviert sein. Nimmt man die schräg nach unten gezogene Muskelinnervation am Rumpf an, so wird die Grenze der ausreichenden Muskelversorgung zwischen den Segmenten T8 und T10 liegen. Mit Hilfe der teilinnervierten schrägen Bauchmuskeln kann auch die Torsion des Rumpfes befriedigend gelingen, ohne das Gleichgewicht zu verlieren. Bei Läsionen, die höher als T9 liegen, muß mit Ausfällen der beschriebenen Funktionen gerechnet werden.

Von den Segmenten T12 und L1 an sind die Bauchmuskeln und der größere Teil der Rückenmuskeln (Mm. spinales, Mm. semispinales, Mm. iliocostales und Mm. rotatores) vollständig innerviert. Die Ausfälle beim M. longissimus können weitgehend kompensiert werden. Eine Verspannung des Rumpfes, d. h. die Fixierung des Brustkorbs und der Wirbelsäule über der Hüfte wird möglich. Mit dieser Funktion kann der Rumpf im Rollstuhl das feste und regulierbare Widerlager für die Bewegungen der oberen Extremitäten bilden. Die Rückenlehne des Roll-

---

[16] Das Rückenmark ist eigentlich unsegmentiert (HANSEN u. SCHLIACKS, 1962). Der Segmentbegriff wird im Sinne MUMENTHALERS u. SCHLIACKS (1965) verstanden. Das Segment ist der Innervationsbereich der Rückenmarksnerven.

stuhlsitzes und die vollständig innervierte Bauchmuskulatur begünstigen das Rückbeugen des Rumpfes bei dieser Schadensgruppe. Ab dem L3-Segment wird zusätzlich die Bewegung des Rumpfes um das Hüftgelenk in der Sagittalebene möglich, weil der innervierte M. gracilis die Hüfte strecken, zumindest aber fixieren kann. Feinabgestufte Bewegungen des Rumpfes sind ebenfalls möglich. Die Bauchmuskeln, die Rückenmuskeln, der M. iliopsoas, die Adduktoren und die Schwerkraft wirken antagonistisch miteinander. Durch den Druck, den die Oberschenkel aktiv auf die Sitzfläche des Rollstuhls ausüben können, wird die Sitzstabilität und die Torsionsfähigkeit des Rumpfes verbessert.

Mit dem S1-Segment werden die Abduktoren, die klassischen Hüftstrecker (M. glutaeus max.) und die ischio-crurale Muskelgruppe innerviert. Der nahezu uneingeschränkte Einsatz der Oberschenkel und der Füße vergrößert die Stützfläche optimal. Alle Bewegungen des Rumpfes in den drei Bewegungsebenen sind verbessert. Die dynamische Sitzstabilität führt zu einer Erweiterung des Aktionsraumes der Arme. Die Hüfte kann durch den aktiven Einsatz der Beine auch in der Horizontalebene bewegt werden. Dadurch vergrößert sich die Bewegungsweite der Arme bei Rotationsübungen. Die an der Hüfte innervierten Agonisten und Antagonisten gewährleisten die Feinregulation aller Bewegungen des Rumpfes.

3.3.3. Die Definition der Klassen für den Rollstuhlsport

In Tabelle 3 werden die Grundfunktionen des Rumpfes und die oberen Läsionsgrenzen, ab denen eine befriedigende Ausführung der Bewegungen zu erwarten ist, gegenübergestellt.

Die vermutlich geringen Funktionsverbesserungen der Behinderten mit naheliegenden Läsionen zu den in Tabelle 3 angegebenen Läsionsgrenzen ermöglichen die Definition von relativ homogenen Klassen. Tabelle 4 charakterisiert die funktionellen Eigenschaf-

Tabelle 3. Grenzen der positiven Ausführung der Rumpffunktionen bei kompletten Läsionen des Rückenmarks

Rumpffunktionen im Rollstuhl	ausführbar ab Läsion	notwendige Muskelversorgung
Torsion d. Rumpfes Sitzstabilität	T9/T10	Rückenmuskeln und Bauchmuskeln partiell
Rumpfrückbeugung Rumpfverspannung	T12/L1	vollständige Bauch- und Rückenmuskulatur
Rumpfbewegung und Stabilität in der Sagittalebene	L3	Adduktoren partiell
Rumpfbewegungen und Stabilität in der Frontalebene	S1	Abduktoren, Hüftextensoren, Knieflexoren

Tabelle 4. Beziehung zwischen den Läsionsgruppen und den möglichen Rumpffunktionen

Sitzstabilität	I	II	III	IV	V	Rumpfbewegungen
freier Sitz	–	×	×	×	×	Horizontalebene
gegen Widerstand	–	–	×	×	×	Sagittalebene dorsal
Sagittalebene	–	–	–	×	×	Sagittalebene ventral
Frontalebene	–	–	–	–	×	Frontalebene

I = T2 – T8; II = T9 – T11; III = T12 – L2; IV = L3 – L5; V = S1 – S2

ten der auf diese Weise entstandenen Klassen.
Mit den vier Bewegungs- und Stabilitätseigenschaften des Rumpfes im Rollstuhl lassen sich, wie Tabelle 4 zeigt, maximal fünf Klassen differenzieren. Die typischen Bewegungseigenschaften der einzelnen Klassen müssen noch an den Behinderten überprüft werden, deren Schadensbild sich über eine neurologische Prüfung allein nicht eindeutig abschätzen läßt. Diese Prüfung kann nur durch einen Test erfolgen, dessen Aufgaben sich auf die beschriebenen Rumpffunktionen der definierten Klassen stützen.
Bevor die Entwicklung des Funktionstests begonnen werden kann, müssen die zusätzlichen Schädigungen und möglichen Funktionsabweichungen, die nicht durch die neurologischen Verfahren allein beurteilt werden können, analysiert werden. Insbesondere interessieren mögliche Auswirkungen der Schädigungen und funktionellen Besonderheiten auf die erarbeiteten Rumpffunktionen und die Disziplinen im Rollstuhlsport. Bei der Entwicklung der Testaufgaben muß auf diese Besonderheiten eingegangen werden, wenn diese ihre Geltung für alle Behinderten des Rollstuhlsports behalten sollen.

3.4. Funktionelle Abweichungen und Besonderheiten von Rollstuhlsportlern ohne Armschaden

Die Einordnung der Beinamputierten in die definierten Klassen dürfte keine Schwierigkeiten bereiten. Sie sind funktionell im Vergleich zu den Nichtbehinderten im Rollstuhl kaum benachteiligt. Nur bei extrem kurzen Stümpfen der Oberschenkel und bei Hüftexartikulationen werden die dynamische Sitzstabilität beeinträchtigt bzw. undurchführbar. Die verbleibenden Rumpffunktionen, die Torsion und die Rumpfverspannung lassen sich mit denen der komplett Querschnittgelähmten vergleichen. Funktionell bedeutsame Verbesserungen der Beinamputierten lassen sich nur bei einzelnen Disziplinen feststellen. Der Amputierte hat durch die fehlenden Beine ein geringeres Trägheitsmoment bei allen Drehbewegungen des Rollstuhls. Beim Basketballspiel und beim Slalomfahren können dadurch Vorteile auftreten.
Schwerer fällt die Einordnung von Behinderten mit kompletten und inkompletten Rükkenmarkläsionen, die zusätzlich zu den neurologischen Ausfällen unter einer „klonischen Spastik" leiden. Die spastische Lähmung tritt bei Querschnittgelähmten erst bei Läsionen auf, die in Höhe des zehnten bis zwölften Brustwirbels liegen (Paeslack, 1965; Piera, 1973). Die Auswirkung der Spastik auf die Bewegungen des Rumpfes kann sehr unterschiedlich sein. Nachteilig wirkt sich die klonische Spastik auf die Bewegungen aus. Die plötzlich auftretenden Beuge- und Streckbewegungen der spastischen Körperteile behindern den Sportler. Besonders bei Sportarten, die über längere Zeit ausgeübt werden (Basketball, Tischtennis, Fechten), können entscheidende Nachteile auftreten. Diese Abweichungen kann der Funktionstest, der auf die willkürlichen Rumpffunktionen aufbaut, nicht erfassen. Eine gerechte Klassifizierung kann nur eine längere Beobachtung des Behinderten erbringen.
In den meisten Fällen ist beim Querschnittgelähmten mit einer Spastik nur der Tonus der gelähmten Muskulatur erhöht. Die Reflexaktivitäten des Rückenmarks werden durch die unterbrochenen Impulse des pyramidalen und extrapyramidalen Systems nicht gehemmt (Scheid, 1966). Bei einer konstanten Grundspannung der spastischen Hüftmuskulatur kann die Sitzstabilität und die Hüftfixierung verbessert werden. Der Behinderte verfügt in diesem Falle über funktionelle Möglichkeiten, die gar nicht seinem verbliebenen Muskelstatus entsprechen.
Ähnliches muß auch bei den Hüftgelenkverkalkungen (Paeslack, 1965) und den Hüftkontrakturen (Cotta et al., 1972) von Querschnittgelähmten vermutet werden, falls die Hüfte bei Läsionen des Rückenmarks, die höher als L2 liegen, eine deutliche Bewe-

gungseinschränkung und damit mehr Stabilität erfährt. Die angreifenden Bauchmuskeln und besonders die Rückenmuskeln finden an der Hüfte das Widerlager, das größere Rumpfbewegungen ermöglicht. Nur bei Verkalkungen der Wirbelsäule muß mit einer funktionellen Verschlechterung gerechnet werden. Die Spastizität und die Kontrakturen bei den Querschnittgelähmten müssen also differenzierter beurteilt werden.

Die Einschätzung der kardio-pulmonalen Insuffizienz und die gestörte Thermoregulation bei Querschnittgelähmten mit höheren Läsionen bereitet Schwierigkeiten (PAESLACK, 1965; GUTTMANN, 1973). Die Untersuchungen von JUNG et al. (1971) und SCHÜLE (1972) sind nicht so differenziert angelegt, daß gültige Aussagen für Behinderte mit Läsionen höher als T5 abgeleitet werden könnten. Im Rahmen dieser Arbeit, die sich auf die motorischen Funktionen konzentriert, kann dieses Problem nicht behandelt werden. Eine zukünftige Untersuchung der allgemeinen Ausdauer von Querschnittgelähmten mit hohen Läsionen sollte für die Ausdauersportarten im Rollstuhl (JOCHHEIM u. STROHKENDL, 1973) [17] Maßregeln für die Klassifizierung erarbeiten.

Ein kaum beachteter Funktionsnachteil kann durch die unterschiedlichen anthropometrischen Maße der Behinderten auftreten. Der passive Bewegungsapparat ist auf eine intakte Skelettmuskulatur bezogen. Schon bei Nichtbehinderten können unterschiedliche Last-Kraftmomente von Bedeutung sein, wenn man nur an das Turnen denkt (DONSKOI, 1961; TITTEL, 1961 u. 1970). Bei zwei Behinderten mit gleichen Läsionen und abweichender Rumpflänge, Rumpfumfang und Massenverteilung sind bedeutende funktionelle Unterschiede bezogen auf die elementaren Grundfunktionen denkbar.

Bei Poliogelähmten treten häufig Haltungsschäden auf, die im Rollstuhlsport keine Gefährdung für den Gesundheitszustand darstellen. Die auftretenden Veränderungen an der Hüfte und der Wirbelsäule sind so unterschiedlich, daß keine Systematik gefunden werden kann. Die Veränderungen an der Wirbelsäule weisen auf Muskelausfälle oder ein bestehendes Muskelungleichgewicht hin. Eine Berücksichtigung dieser Einschränkungen in einem Funktionstest gelingt kaum, wenn die Testleistungen einer bestimmten Klasse erbracht werden. Eine spezifische Berücksichtigung der betriebenen Disziplinen und eine Beobachtung im Wettkampf kann möglicherweise weiterhelfen.

Bei den Behinderten mit infantiler Zerebral-Parese, die ihren Rumpf nicht gezielt steuern können, weil die Bewegungen rigide ablaufen, erstreckt sich die Beurteilung der Funktionen nur auf die intakte Willkürmotorik. Diese Behinderten werden also der Klasse zugeordnet, die den gleichen Anteil an funktionsfähiger Motorik repräsentiert.

Die Bedeutung der Sensibilität wird nur bei Lähmungen höher als L2 und im verstärkten Maße ab T10 eine Rolle spielen. Die Vorteile sind bei der Gleichgewichtsregulation des Oberkörpers zu vermuten. Das funktionell bessere Erscheinungsbild des Poliogelähmten gegenüber dem Rückenmarksverletzten ist wahrscheinlich trainingsbedingt. Der Poliogelähmte trainiert seine verbliebenen Funktionen meistens seit der Kindheit. Behinderte mit einer Spina bifida, die ein ähnliches Schadensbild wie Querschnittgelähmte aufweisen, fallen ebenfalls durch bessere kompensatorische und sportliche Leistungen auf [18].

Die häufig geäußerten Vorschläge, die Poliogelähmten wegen der verbliebenen Sensibilität und der besseren Leistungen von den Querschnittgelähmten abzusondern, muß mit sachlicheren Argumenten begegnet werden. Die Entwicklung der Klassifizierung nach funktionellen Kriterien muß abgewar-

[17] Zu den Ausdauersportarten der Querschnittgelähmten sind nach JOCHHEIM u. STROHKENDL (1973) das Rollstuhl-Langstreckenfahren, das Basketballspiel und das Schwimmen von längeren Strecken zu zählen.

[18] Der Sieger der Klasse IV im 100 m-Rollstuhlfahren von Heidelberg 1972, Lewandowski (USA), und auch der Sieger der Klasse V im gleichen Wettbewerb, Simpson (Kanada), sind Behinderte mit einer Spina bifida (anonym 1).

tet werden. Die funktionellen Abweichungen, die durch die Spastik, den Kontrakturen und den unterschiedlichen anthropometrischen Maßen auftreten können, werden empirisch überprüft. Die Ergebnisse der Untersuchung sollten auch klären, in welchem Rahmen die Läsionsgrenzen der komplett Querschnittgelähmten von Bedeutung sind.

3.5. Zusammenfassung

1. Die Analyse der Rumpffunktionen des Nichtbehinderten im Rollstuhl führte zu folgenden Ergebnissen:
   — Der Rumpf steuert, erweitert und verstärkt die Bewegungen der oberen Extremitäten.
   — Die Bewegungsweite des Rumpfes um das Hüftgelenk ist in der Sagittalebene vergrößert und in der Frontalebene eingeschränkt.
   — Die Kraftübertragung der Hüft-, Knie- und Fußmuskeln auf den Rumpf ist eingeschränkt: Der Schwerpunkt des Rumpfes liegt ungünstig zu den Stützflächen der Oberschenkel und der Füße. Die Hüftbeuger besitzen einen kleinen Arbeitswinkel, die Knie- und Fußmuskeln können durch die mangelnde Fixierung am Rollstuhl nicht eingesetzt werden.
   — Für die Hüftstrecker und die Adduktoren bestehen gute Funktionsbedingungen.

2. Der funktionelle Ansatz in der Klassifizierung konnte verbessert werden. Folgende Grundfunktionen des Rumpfes konnten bei Querschnittgelähmten mit unterschiedlichen Läsionshöhen differenziert werden:
   Torsion des Rumpfes und Sitzstabilität, Rumpfrückbeuge und Rumpfverspannung, Rumpfaufrichtung aus der Rumpfvorlage auf den Oberschenkeln und dynamische Sitzstabilität in der Sagittalebene, Rumpfseitbeuge und dynamische Sitzstabilität in der Frontalebene.

3. Die aufgeführten Bewegungen und Stabilitätseigenschaften des Rumpfes fallen bei Querschnittgelähmten in der Folge bestimmter Läsionshöhen nacheinander aus (Tabelle 4). Auf diese Weise lassen sich maximal fünf Klassen definieren, die einen bestimmten Bereich von Läsionen umfassen und durch charakteristische Rumpffunktionen gekennzeichnet sind.

4. Für die Zuordnung der Behinderten mit heterogenen Schadensmustern zu den definierten Klassen muß ein Test entwickelt werden, der das Funktionsniveau der einzelnen Klassen repräsentiert.

5. Zusätzliche Schäden der Behinderten, die orthopädischen Hilfsmittel und die anthropometrischen Abweichungen, die auf die Funktionen des Rumpfes und damit der Eingruppierung Einfluß haben können, müssen empirisch geprüft werden.

4. Die Ermittlung von geeigneten Testaufgaben zur Überprüfung der Grundfunktionen des Rumpfes von Rollstuhlsportlern ohne Armschaden

4.1. Die ausgewählten Testaufgaben und ihre biomechanische Begründung

In einem Vorversuch wurden acht Testaufgaben ausgewählt, die sich auf die Rumpffunktionen im Rollstuhl beziehen, wie sie von STROHKENDL (1974) vorgeschlagen wurden. Die einzige Abweichung von den unter Abschnitt 3.3.2 und 3.3.3 erarbeiteten Funktionen betrifft den Rumpfzusammenschluß, der in seiner Bedeutung damals noch nicht erkannt wurde. Dagegen wurde die aktive Rumpfvorbeuge im Rollstuhl besonders beachtet. Die Überprüfung der acht Testaufgaben an einer Stichprobe von Querschnittgelähmten mit kompletten Läsionen wird, wie noch gezeigt wird, eine Möglichkeit zur Messung des Rumpfzusammenschlusses ergeben.

4.1.1. Die Testaufgaben des Vortests [19]

Testaufgabe 1_v
Torsion des Oberkörpers, Sitzbalance

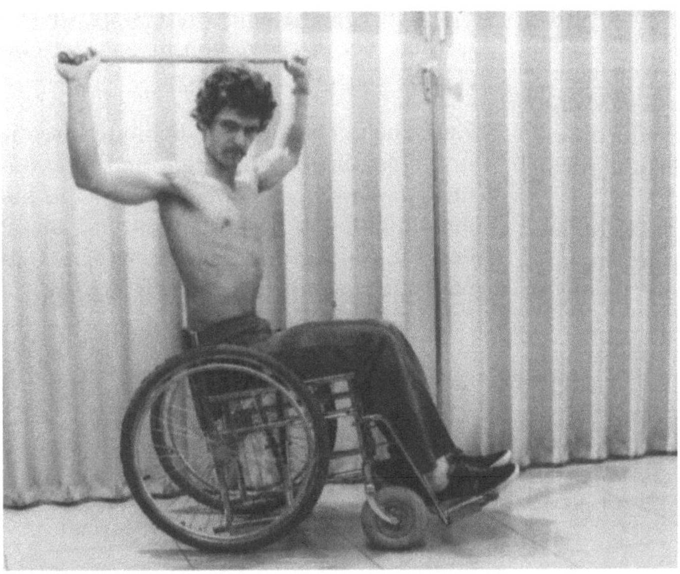

Abb. 3

Testgerät:	1 Gymnastikstab
Beschreibung:	Die Testperson sitzt mit geradem Rücken in ihrem Rollstuhl, so daß der untere Teil des Rückens durch die Rollstuhllehne stabilisiert wird. Sie hält

[19] Die Darstellung der Aufgaben erfolgt in Anlehnung an den LOS KF 18 (EGGERT, 1971 a).

den Stab dicht über den Kopf. Die Arme sind dabei im rechten Winkel gebeugt, Stab, Oberarme und Schulter befinden sich in der Frontalebene. Ohne daß der Stab von der Schulterachse abweicht, soll einmal sein rechtes Ende und das linke Ende nach vorn gedreht werden.

Instruktion: „Setzen sie sich mit geradem Rücken hinten an die Rollstuhllehne! — Halten Sie den Stab waagerecht über den Kopf! Drehen Sie Ihren Oberkörper nach links und nach rechts, ohne den Stab weiter zu bewegen als die Schultern!“

Bewertung: Die Aufgabe wird negativ gewertet, wenn der Stab von der Schulterachse abweicht, und die Drehung nicht sichtbar den Thorax mit einschließt. Bei Verlust des Gleichgewichts wird die Übung ebenfalls negativ bewertet.

Testaufgabe 2_v

Torsion des Oberkörpers, Sitzbalance

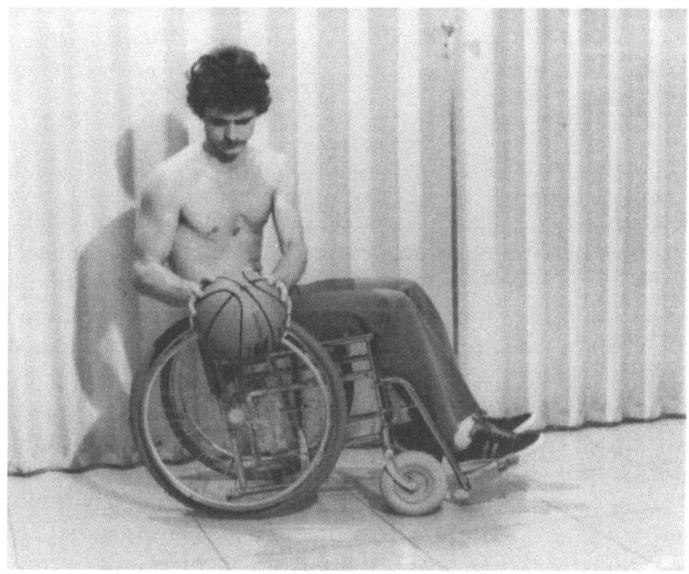

Abb. 4

Testgerät: 1 Basketball

Beschreibung: Die Testperson sitzt aufrecht in ihrem Rollstuhl, so daß das Gesäß und der Rücken die hintere Lehne berühren. Sie prellt den Basketball mit beiden Händen gleichzeitig einmal rechts und einmal links im Wechsel neben dem Rollstuhl. Die Torsion soll nur im Oberkörper erfolgen. Zu achten ist auf Personen mit extrem langen Armen, die so weit nach links und rechts reichen können, daß sie nicht gezwungen sind, ihre Rumpfmuskulatur einzusetzen.

Instruktion: „Setzen Sie sich aufrecht hinten an die Rückenlehne! — Prellen Sie den Ball gleichzeitig mit beiden Händen einmal rechts und einmal links im Wechsel! — Ich mache die Übung einmal vor!“

Bewertung: Die Aufgabe wird negativ gewertet, wenn nur mit einer Hand der Ball geprellt wird, die Testperson das Gleichgewicht verliert und zur Seite kippt, oder die Arme zum Abstützen benutzt.

Testaufgabe 3_v
Rumpfvorbeuge

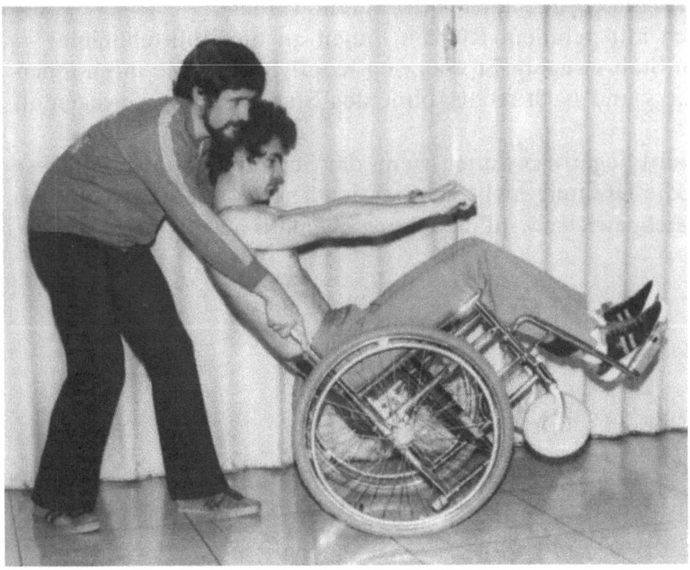

Abb. 5

Beschreibung: Die Testperson sitzt mit aufrechtem Oberkörper in ihrem Rollstuhl, so daß der untere Teil des Rückens die Lehne berührt. Der Testleiter steht in Schrittstellung hinter dem Rollstuhl und kippt ihn um ungefähr 45° nach hinten. Die Arme des Testleiters bilden in der Kippstellung eine Verlängerung der Rückenlehne. Der Oberkörper des Probanden ruht auf den Armen des Testleiters. Die Testperson soll aus dieser Stellung den Rumpf nach vorn beugen. Die Arme der Testperson dürfen nach vorne gestreckt werden, aber weder den Rollstuhl noch den eigenen Körper berühren.

Instruktion: „Bleiben Sie ruhig und entspannt im Rollstuhl sitzen, während ich Ihren Stuhl nach hinten kippe! — Ziehen Sie Ihren Oberkörper, so weit es geht, zu Ihren Knien, ohne die Hände zu benützen!"

Bewertung: Die Aufgabe gilt als nicht erfüllt, wenn sich nur die Arme nach vorne strecken und nur die Schultern und der Kopf abgehoben werden können.

Testaufgabe 4_v
Rumpfvorbeuge 2

Beschreibung: Ausgangsstellung wie bei Testaufgabe 3. Zur Erschwerung der Ausführung werden die Hände im Nacken verschränkt.

Instruktion: „Bleiben Sie ruhig und entspannt im Rollstuhl sitzen, während ich Ihren Rollstuhl nach hinten kippe! — Legen Sie Ihre Hände in den Nacken! Richten Sie Ihren Oberkörper auf, ohne die Hände vom Nacken wegzunehmen!"

Bewertung: Die Aufgabe gilt als nicht erfüllt, wenn nur die Ellenbogen nach vorne genommen werden und die Wirbelsäule sich nicht von der Rückenlehne löst.

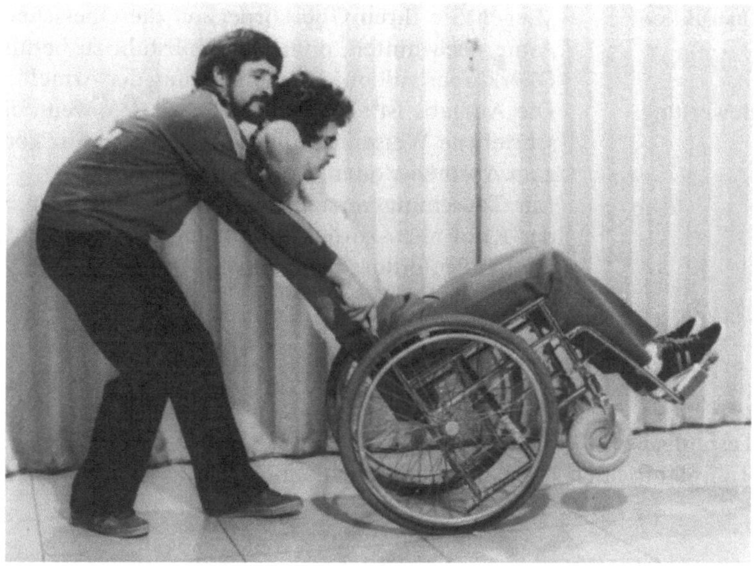

Abb. 6

Testaufgabe 5_v
Rumpfaufrichten 1, von den Oberschenkeln

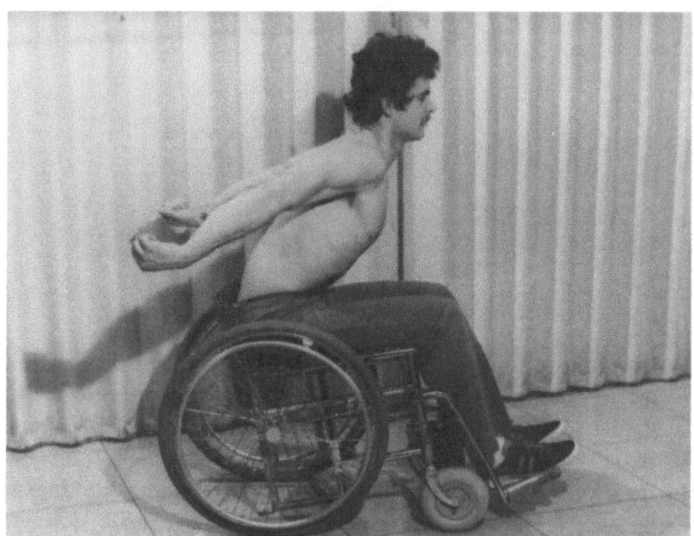

Abb. 7

Beschreibung: Die Testperson legt den Oberkörper auf ihre Oberschenkel. Die Arme werden nach hinten gestreckt, ohne den Rollstuhl oder irgend einen Teil des Körpers zu berühren. Aus dieser Ausgangsstellung soll sich die Testperson mit einer gleichmäßigen Bewegung wieder aufrichten; d. h. ohne Trickbewegungen.

Instruktion:	„Legen Sie Ihren Oberkörper auf die Oberschenkel! — Strecken Sie die Arme nach hinten, ohne den Rollstuhl zu berühren! — Richten Sie den Oberkörper auf, ohne Unterstützung der Arme!“
Bewertung:	Die Aufgabe ist als negativ zu bewerten, wenn die Testperson auf die beschriebene Weise nicht in den aufrechten Sitz kommt, wenn sie die Hände zum Abstützen oder Abstoßen einsetzt. Ein Täuschungsversuch muß vermutet werden, wenn bei der Ausübung der Kopf nicht zurückgenommen wird und bei tiefen Brustmarkläsionen die Lendenlordose nicht verstärkt wird.

Testaufgabe 6_v

Rumpfaufrichten 2, von den Oberschenkeln

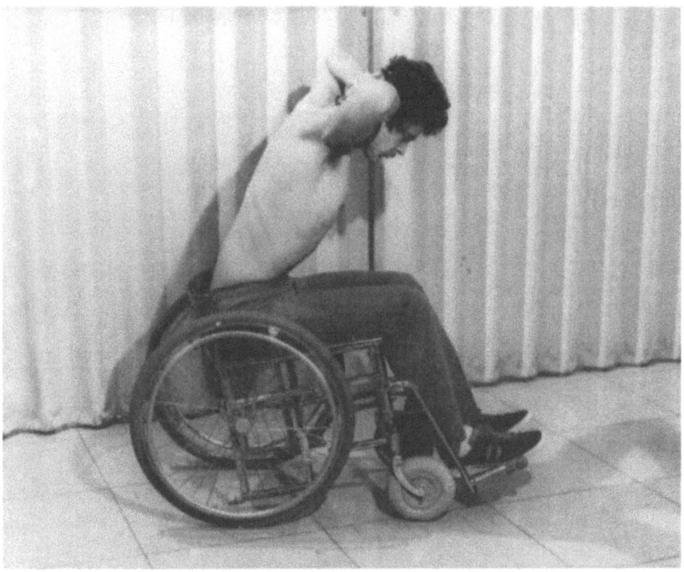

Abb. 8

Beschreibung:	Die Testperson legt ihren Oberkörper auf die Oberschenkel. Danach werden die Hände in den Nacken gelegt. Aus dieser Stellung soll sich die Testperson in den normalen Sitz aufrichten, ohne die Hände vom Nacken weg zu nehmen.
Instruktion:	„Legen Sie den Oberkörper auf die Oberschenkel! — Legen Sie die Hände in den Nacken! — Richten Sie sich wieder auf, ohne die Hände vom Nacken weg zu nehmen!“
Bewertung:	Die Testaufgabe ist negativ, wenn das Aufrichten nicht gelingt, die Hände vom Nacken weggenommen werden müssen, das Aufrichten nur schwer und über eine starke Lendenlordose gelingt. Ein Täuschungsversuch muß vermutet werden, wenn beim Auflegen des Oberkörpers auf die Oberschenkel die Hände nicht als Abstützhilfe gebraucht werden und anschließend die Ausführung nicht gelingt.

Testaufgabe 7_v
Hüftseitbeuge 1

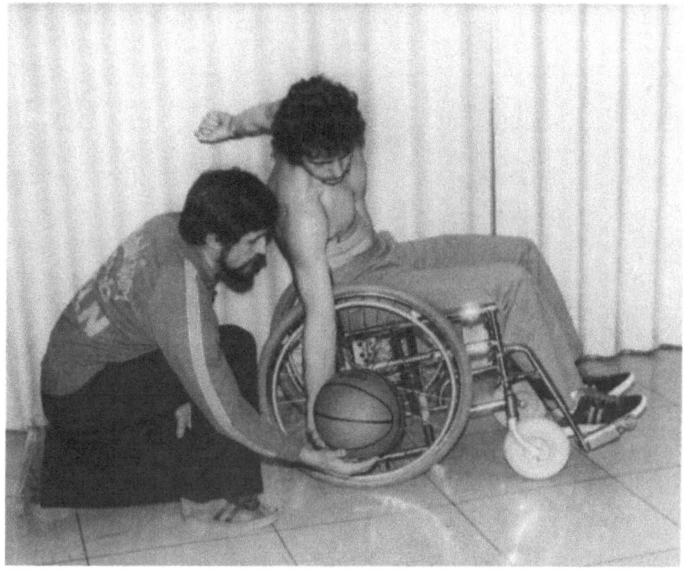

Abb. 9

Testgerät: 1 Basketball

Beschreibung: Ein Basketball wird einmal rechts und einmal links in etwa 20 cm Höhe über dem Boden neben dem Rollstuhl gehalten. Die Testperson hebt den Ball mit einer Hand auf, ohne die zweite Hand als Stütze zu gebrauchen.

Instruktion: „Beugen Sie sich seitlich herunter und heben Sie den Ball mit einer Hand auf, ohne sich mit der anderen Hand festzuhalten!"

Bewertung: Die Aufgabe ist negativ, wenn die Testperson das Gleichgewicht verliert, sich mit der Hand am Boden abstützen muß, sich mit der freien Hand am Rollstuhl festhält u. ä.
Das Abstützen mit dem Rumpf an den Seitenteilen oder dem Antriebsrad muß besonders beachtet werden.

Testaufgabe 8_v
Hüftseitbeuge 2

Testgerät: 1 Basketball

Beschreibung: Die Testperson sitzt aufrecht in ihrem Rollstuhl. Ein Basketball, der einmal neben dem linken und dem rechten Antriebsrad liegt, soll mit beiden Händen gleichzeitig gefaßt werden und langsam und gleichmäßig über den Kopf gehoben werden und auf der anderen Seite niedergelegt werden. Der ganze Bewegungsvorgang soll ohne das Abstützen des Rumpfes an irgend einem Teil des Rollstuhls erfolgen.

Instruktion: „Heben Sie den Ball mit beiden Händen auf, halten Sie ihn über den Kopf und legen Sie ihn auf der anderen Seite wieder neben das Rollstuhlrad! Stützen Sie sich weder mit dem Ball noch mit Ihren Ellenbogen ab!"

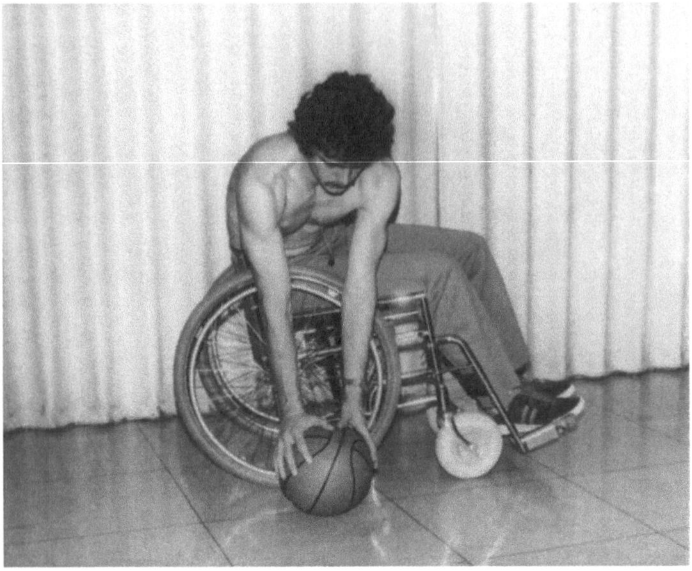

Abb. 10

Bewertung: Die Aufgabe ist negativ zu bewerten, wenn die Testperson das Gleichgewicht verliert, oder wenn sie versucht, sich über die Rumpfvorbeuge aufzurichten.
Jegliches Abstützen am Rollstuhl ist ebenfalls negativ zu bewerten.
Die Testübung ist positiv zu bewerten, wenn sie wenigstens nach einer Seite gelingt.

4.1.2. Die biomechanische Beurteilung der ausgewählten Testaufgaben

Die acht beschriebenen Testaufgaben sind in der Folge ihres vermutlichen Schwierigkeitsgrades angeordnet. Die Übungen, die auch von den Schwerstbehinderten ausgeführt werden können, werden zuerst aufgeführt, die schwierigsten folgen am Schluß.

Testaufgaben 1_v und 2_v
Von den genannten Rumpffunktionen ist die Torsion des Rumpfes zu nennen, die von den Hochgelähmten als erste ausgeführt werden kann. Das Gelingen dieser Rumpfbewegung ist an die Erhaltung der Sitzbalance gebunden. Die beschriebenen Testaufgaben sollten die beiden Eigenschaften prüfen.
Beim Verwringen des Rumpfes in der Horizontalebene muß der Thorax mit den oberen Extremitäten zusammen über der Hüfte ausbalanciert und bewegt werden. Zur Aufrechterhaltung der Balance muß die Wirbelsäule teilweise fixiert und mit Hilfe der schrägen Bauchmuskeln gedreht werden. Das Gelingen der beiden Testaufgaben sollte, wie die mechanischen Überlegungen unter Abschnitt 3.3.2 zeigten, für Querschnittgelähmte mit kompletten Läsionen zwischen T8 und T10 möglich sein. Bei dieser Lähmungshöhe sind bereits alle wesentlichen Bauchmuskeln zum Teil innerviert und die fehlenden Rükkenmuskeln können kompensiert werden. Für höher Gelähmte wird die positive Ausführung unmöglich. Die verbliebenen Bauchmuskeln und Rückenmuskeln können nicht die feine Regulation vornehmen, die für die Erhaltung der Sitzbalance notwendig ist. Die Qualität einer koordinierten Bewegung hängt, wie NEMESSURI (1968) bei Gelenken mit mehreren Freiheitsgraden zeigen konnte, vom Zusammenspiel der antagonistisch arbeitenden Fixatoren, Kinetoren und Modulatoren ab. Fehlende Muskeln können

bei der Ausführung der Testaufgaben kaum kompensiert werden, ohne daß sich die Bewegung im Erscheinungsbild ändert. Die Kraft der Muskulatur spielt bei der Ausführung eine untergeordnete Rolle.
Die relative Unabhängigkeit der beiden Testaufgaben von der Kraft einzelner Muskeln erlaubt die Ausführung der Übungen auch von weniger trainierten Personen. Eine Einschränkung muß bei frisch verletzten Personen gemacht werden. Der Querschnittgelähmte muß durch einen längeren Lernprozeß den Einsatz der verschiedenen Muskulatur neu erwerben. In den Rehabilitationskliniken wird die Sitzbalance gezielt trainiert (ROLF et al., 1973). Die tägliche Beanspruchung der Sitzbalance beim Querschnittgelähmten läßt eine Konsolidierung der Funktion mit etwa zwei Jahren nach dem Trauma erwarten.
MCCANN (1975) berichtet von einer trainingsbedingten Verbesserung der Sitzbalance: „Competitors with high lesions may, with training, have developed highly skilled compensatory mechanisms of the latissimus dorsi, which allows them to shift their trunk position for correction of balance.“ Die Testaufgaben 1_v und 2_v schalten den M. latissimus dorsi auf zweierlei Art aus. Durch das Hochnehmen der Arme bei der Testaufgabe 1_v wird ein ungünstiger und labiler Fixationspunkt für den Muskel geschaffen. Bei der Testaufgabe 2_v wird der M. latissimus dorsi in einer doppelt-koordinierten Bewegung beansprucht. Bei beiden Testaufgaben müssen die verbliebenen Bauchmuskeln und die Rückenmuskeln das Ausbalancieren des Thorax und der oberen Extremitäten über dem Becken übernehmen.
Ungünstig für die Ausführung der Testaufgabe 2_v kann ein zu breiter Rollstuhl des Probanden sein. Zusätzliche Beobachtungskriterien können über diese Schwierigkeit möglicherweise hinweghelfen.

Testaufgaben 3_v und 4_v

Für die Rumpfvorbeuge aus der beschriebenen Ausgangsstellung ist eine hinreichende Kraft des M. rectus abdominis und der beiden Mm. obliquii notwendig. Die Funktion des M. iliopsoas und des M. rectus femoris bleiben eingeschränkt, wenn nicht die Beine durch einen Gurt oder durch Schienen fixiert werden können. Die Beeinträchtigung der Ausübung durch die Spastik und den Kontrakturen im Bereich der Hüfte müssen besonders beachtet werden. Das Aufrichten des Oberkörpers aus der Rückenlage im Rollstuhl ist kraftabhängig. Die Testaufgabe kann also nur gelingen, wenn die Bauchmuskeln hinreichende Kraft besitzen. Bei kompletten Läsionen ist aber mehr die geringe Bewegungsamplitude der teilweise gelähmten Bauchmuskulatur für das Gelingen der beiden Testaufgaben entscheidend und nicht so sehr die Grundkraft (NEMESSURI, 1963; SCHÜTZ, 1969). Ein Mißlingen der Testaufgaben auf Grund einer zu schwachen Bauchmuskulatur, die nicht lähmungsbedingt ist, kann eventuell aus dem Gesamthabitus des Probanden gefolgert werden.
Das Lastmoment für die Bauchmuskulatur kann zusätzlich durch einen schweren Oberkörper vergrößert werden. Die Berücksichtigung dieses Faktors muß bei der Überprüfung des Probanden erfolgen.

Testaufgaben 5_v und 6_v

Die Rumpfaufrichtung aus der Rumpfvorbeuge in der Sagittalebene erfordert funktionsfähige Rückenmuskeln und Hüftextensoren, deren Kraft ausreichen muß, um zumindest das Hüftgelenk zu stabilisieren. Die Kraft und die Bewegungsamplitude der Rükkenmuskeln reichen normalerweise nicht aus, um den Rumpf aus der Vorlage auf den Oberschenkeln aufzurichten, wenn das Punktum fixum an der Hüfte fehlt. Kontrahieren sich allein die Rückenmuskeln, so wird im Normalfall die lordotische Krümmung der Lendenwirbelsäule verstärkt. Eine Regulierung der Stellung des Beckens kann erst bei Läsionen ab L3 angenommen werden, wenn die Mm. adductores, insbesondere der M. gracilis, innerviert werden (DONSKOI, 1961; Abschnitt 3.3.1).

Die beiden Testaufgaben haben einen unterschiedlichen Schwierigkeitsgrad. Das Lastmoment wird bei der Testaufgabe 5_v verkleinert, indem durch das Zurücknehmen der Arme 'der Schwerpunkt näher zur Hüfte wandert. Bei der Rückführung der Arme kann der M. latissimus dorsi zusätzlich die Schultern zurückziehen und synergistisch mit den Rückenmuskeln arbeiten. Da beim Sitzen im Rollstuhl nur eine geringe Fixierung der Hüfte erforderlich ist, müßte die Testaufgabe für alle Querschnittgelähmten mit einer Läsion ab L3 trainingsunabhängig ausführbar sein.

Testaufgaben 7_v und 8_v

Die Testaufgabe 7_v könnte schon bei geringen Anteilen der Abduktoren gelingen, da die erforderliche Rumpfseitbeuge nur eine geringe Neigung aufweist. Die Testaufgabe 8_v macht dagegen schon den Einsatz der Hüftstrecker und der Kniebeuger notwendig, die die ohnehin geringe Stützfläche des Rollstuhls ausnutzen und damit den Kippwinkel für den Rumpf vergrößern. Das Gelingen der Testaufgabe 7_v ist nicht unabhängig von der Armlänge des Probanden und der Rollstuhlbreite. Notfalls wird ein schmaler Rollstuhl verwendet werden müssen. Schwere Schienen können das Gelingen der Testaufgaben vor allem mit Unterstützung von funktionellen Abduktoren fördern.

Die Überprüfung der acht Testaufgaben an einer Stichprobe von Querschnittgelähmten mit kompletten Rückenmarkläsionen wird ihre Eignung für die Messung der Grundfunktionen des Rumpfes zeigen müssen. Die beschriebenen Abweichungen in den Funktionsmöglichkeiten (Abschnitt 3.4), die durch zusätzliche Schäden oder durch die Verwendung von orthopädischen Hilfsmitteln auftreten können, müssen beachtet und registriert werden.

4.2. Die Überprüfung der Testaufgaben an Querschnittgelähmten mit kompletten Rückenmarkläsionen unter Berücksichtigung leistungsbeeinflussender Faktoren

4.2.1. Untersuchung und Datenerhebung

Die Anwendung der acht Testaufgaben erfolgte an einer Stichprobe von Querschnittgelähmten mit kompletten Rückenmarkläsionen. Überprüft wurden 153 Rollstuhlsportler, die bei verschiedenen Sportfesten und in den Rollstuhlsportvereinen zu erreichen waren [20]. Die Bereitschaft der Behinderten, sich dem Test zu unterziehen, war im allgemeinen sehr gut. Der Hinweis auf die Notwendigkeit der Untersuchung für eine Verbesserung der ISMG-Klassifizierung begünstigte das Interesse.

Eine besondere Schwierigkeit bei der Datenerhebung ergab sich bei der Ermittlung der genauen Lähmungshöhe bzw. des Muskelstatus. Die „Schadenshöhe" wurde dem jeweiligen Gesundheitspaß des Deutschen Versehrtensportverbandes und soweit vorhanden dem medizinischen Ausweis der ISMG entnommen. Zur Kontrolle der Eintragungen in den Pässen wurden einige typische neurologische Kennzeichen bei den Behinderten überprüft, die weitgehend mit den funktionellen Gruppen der Tabelle 4 übereinstimmten. Folgende Testübungen kamen dabei zur Anwendung:

1. Der „Kit-Test" bei Läsionen oberhalb T10 [21],
2. aktive Hüftbeugung bei Läsionen unterhalb L2,
3. das Zusammenpressen der Knie bei Läsionen unterhalb L3,
4. Anheben des Fußes bei Läsionen ab L5,
5. Abspreizen der Beine bei Läsionen ab S1.

[20] Die Probanden wurden beim Rollstuhl-Basketball-Turnier in Köln-Porz, beim Berufsgenossenschaftlichen Sportfest in Ludwigshafen, in den Vereinen Bochum-Langendreer, Duisburg-Buchholz und Köln im Jahre 1974 erfaßt.

[21] GUTTMANN (1973) beschreibt den „Kit-Test" folgendermaßen: „... with the sudden forced expiration and calling the word ‚Kit' the umbilicus is pulled upwards ..." Die Bewegung erfolgt nur bei Läsionen unter T5 und höher als T10.

Bei den angegebenen Lendenmarkläsionen und der cauda-equina-Schädigungen wurden nur sehr wenige Behinderte gefunden, die eine komplette, klare Läsion hatten. Bei den geringfügigen Abweichungen im Muskelstatus wurden folgende „Kennmuskeln“ zu den nachfolgend aufgeführten Läsionen zugeordnet:

L2 M. iliopsoas
L3 Mm. adductores
L4 M. quadriceps
L5 M. tibialis anterior
S1 Mm. abductores

Bei der jeweiligen Läsionsangabe wurde die Innervation der vorausgehenden Muskeln vorausgesetzt.

Der mögliche Einfluß der Spastik oder der Kontrakturen auf die Beweglichkeit des Hüftgelenks wurde durch das Anheben des gestreckten Beines des Probanden überprüft. Alle Testaufgaben und die Prüfung des funktionellen Status der Probanden wurden im eigenen Rollstuhl ausgeführt. Störende Seitenteile des Rollstuhls und zu hohe Kissen wurden für die Zeit der Untersuchung entfernt. Bei allen ungünstigen Rollstuhlbreiten wurde der Rollstuhl des Probanden mit einem schmaleren gewechselt. Das Tragen von orthopädischen Hilfsmitteln wurde besonders beachtet und registriert.

Zur Beurteilung des Trainingseinflusses auf die Leistungsfähigkeit der Probanden wurden zusätzlich folgende Daten erfaßt (Erhebungsbogen 1): Geburtsjahr, Lähmungsjahr, Sportstunden pro Woche, Gehen mit Stützapparaten pro Woche, Gymnastik für die willkürlich beeinflußbaren Teile des Körpers und der gelähmten Partien. Die möglichen Abweichungen der Testergebnisse, die sich durch unterschiedliche anthropometrische Maße ergeben könnten, machte die Messung folgender Parameter notwendig: Körpergröße, Körpergewicht, Rumpflänge beim Sitzen, Schulterumfang und Taillenumfang [22].

Die Überprüfung und die Eintragungen in den Prüfbogen wurden von einer Sportstudentin und dem Verfasser vorgenommen. Die Beurteilung der acht Testaufgaben zur Prüfung der Rumpffunktionen erfolgten unabhängig voneinander. Von den 153 Behinderten, die insgesamt untersucht wurden, blieben nach einer Revision der Lähmungshöhe noch 104 für die Auswertung übrig. Bei den 49 herausgenommenen Probanden war die Lähmungsangabe nicht durch ein Segment möglich.

4.2.2. Ergebnisse der Untersuchung

Die Ergebnisse der Untersuchung zur Messung der Grundfunktionen des Rumpfes durch die acht ausgewählten Testaufgaben zeigen die Tabellen 5 und 6 und die Abb. 11.

4.2.3. Diskussion der Ergebnisse

Die Verteilung der Läsionen der 104 Probanden ist bis auf die fehlenden T2-, S1- und S2-Segmente sehr ausgeglichen. Die häufigste Läsionsstelle liegt bei dem T12-Segment. Dieses Ergebnis entspricht den Angaben anderer Autoren (Guttmann, 1973; Hopf, 1958). Die Parameter, die in irgendeiner Form Einfluß auf die Ausführung der Testaufgaben haben könnten, zeigt Tabelle 5. Die Altersverteilung und die Dauer der Schädigung des Rückenmarks streuen erheblich. Die Mittelwerte für die Körpergröße und das Körpergewicht, sowie die Streuung entsprechen denen der Normalbevölkerung. Die gemessenen anthropometrischen Parameter, wie Oberkörperlänge, Taillenumfang im Sitzen und Schulterumfang, weisen ebenfalls große Unterschiede auf.

46 Probanden hatten eine spastische Lähmung mit zumindest schwacher Ausprägung. Beachtet werden mußten besonders die 12 Fälle mit einer schweren Spastik. Hüftkontrakturen wurden bei der Überprüfung und nach Aussage der Probanden 18mal nachgewiesen. Die Hüftkontrakturen blockierten

---

[22] Die Messung der Rumpflänge erfolgte vom Sitz des Rollstuhls bis zum Scheitel. Der Taillenumfang und der Schulterumfang wurden ebenfalls beim normalen Sitzen im Rollstuhl gemessen. Der Schulterumfang wurde bei herabhängenden Armen bestimmt.

Tabelle 5. Katamnestische Erhebung über 104 Querschnittgelähmte mit kompletten Rückenmarkläsionen vom Oktober 1974

	N	$\bar{m}$	s	R
Lebensalter	104	29 Jahre	6,4	(18 – 62)
Dauer der Behinderung	104	12 Jahre	6,8	(2 – 33)
Körpergröße	104	178 cm	6,5	(157 – 190)
Körpergewicht	104	70 kg	10,2	(45 – 95)
Oberkörperlänge	104	90 cm	5,1	(75 – 100)
Taillenumfang	104	95 cm	9,8	(73 – 120)
Schulterumfang	104	125 cm	8,9	(100 – 145)
Schienen	8			
Spastik (schwer)	12	(leicht) 34		
Kontrakturen (Hüfte)	18			
Training/Woche	104	4,5 Std	1,5	(2 – 12)
Gymnastik/Woche	57	2,5 Std		(0 – 7)
Gehen/Woche	28	2,0 Std		(0 – 7)

Tabelle 6. Anwendung der ausgewählten acht Testaufgaben an 104 Querschnittgelähmten mit kompletten Rückenmarkläsionen zur Überprüfung ihrer Eignung für die Messung der Grundfunktionen des Rumpfes

Testaufgaben	positiv	negativ	Grenze [a] der positiven Ausführungen	Abweichung [b] positiv	Abweichung [b] negativ	Toleranzbereich	Ursachen
1_V	92	12	T5	4	4	T4 – T6	
2_V	79	25	T7	3	4	T6 – T9	Kontraktur, Spastik, Amputation
3_V	76	28	T7	0	4	T7 – T12	schwerer Oberkörper, fehlende Beinfixation
4_V	61	43	T9	4	12	T8 – T12	schwerer Oberkörper, fehlende Beinfixation
5_V	45	59	T12	3	7	T10 – T12	Kontraktur, Spastik, Schienen, Körperform
6_V	27	77	L3	8	0	T12 – L2	Kontraktur, Spastik, Schienen
7_V	5	99	L5	1	1	L4 – L5	Schienen
8_V	2	102	—	—	—	—	Schienen
Summe	387	445		23	32		

[a] Die angegebene Läsionshöhe bezeichnet die Grenze der möglichen positiven Ausführungen der Testaufgabe durch Probanden mit der gleichen oder einer niedrigeren Läsion.

[b] Positive Abweichungen von der Grenze der positiven Ausführung der Testaufgaben bezeichnen Probanden mit einer höheren Läsion als die angegebene, negative Abweichungen Probanden mit einer niedrigeren Läsion als die angegebene.

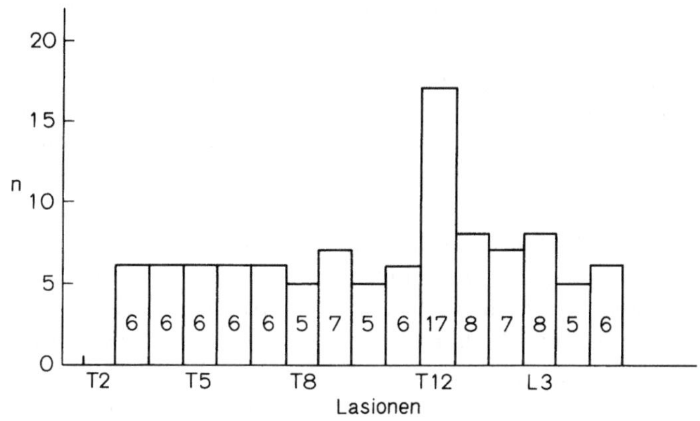

Abb. 11. Verteilung der Läsionen von 104 Querschnittgelähmten auf die definierten Segmente

die normale Beugung des Oberschenkels im Hüftgelenk. Die bei den Querschnittgelähmten häufiger auftretenden Bewegungseinschränkungen bei der Hüftstreckung wurden bei der Überprüfung vernachlässigt. Nur ein Proband hatte zusätzlich zu der Hüfte auch die Wirbelsäule verkalkt und versteift. Die acht Behinderten, die während des Sports ihre Beinschienen trugen, hatten ohne Ausnahme Läsionen im Lendenmarkbereich und der cauda equina, so daß gerade diese Gruppe besonders beachtet werden mußte.

Die Daten zur Beurteilung des Trainingszustandes der Probanden erheben keinen Anspruch auf eine hohe Objektivität. Dennoch können die gemachten Angaben mögliche Hinweise auf trainingsbedingte Leistungsunterschiede ergeben. Wenn man bedenkt, daß die körperliche Beanspruchung des Querschnittgelähmten im Alltag nicht sehr groß ist, so müßten sich bei 2 bis 12 Stunden Training pro Woche deutliche Leistungsunterschiede zeigen. Auch die Übungsstunden für die Gymnastik und das Gehen mit den Beinschienen, die zwischen 0 und 7 Stunden streuen, sollten sich auf den Trainingszustand auswirken. Der Anteil von 28 Probanden, die wenigstens einmal in der Woche mit Stützapparaten gehen und 57 Probanden, die wenigstens einmal pro Woche Gymnastik betreiben, scheint relativ groß zu sein. Im allgemeinen üben vor allem das Gehen mit den Stützapparaten weit weniger Querschnittgelähmte.

Die Stichprobe der 104 Querschnittgelähmten mit kompletten Läsionen zeigt ein sehr heterogenes Schadensbild und Leistungsvermögen, wenn man die Altersverteilung, die anthropometrischen Maße, die unterschiedlichen Sekundärschädigungen, das Tragen von orthopädischen Hilfsmitteln und die Trainingsintensität betrachtet. Falls bei den acht Testaufgaben unterschiedliche Ausführungen bei gleichen Lähmungshöhen auftreten, so müßten sie an der Stichprobe deutlich werden.

Tabelle 6 zeigt die Testergebnisse der 104 Probanden der Stichprobe. Für die einzelnen Testaufgaben und den Test insgesamt können folgende Aussagen getroffen werden: Die acht Testaufgaben haben einen aufsteigenden Schwierigkeitsgrad, wie aus der Spalte 2 geschlossen werden kann. Nur in 3 Fällen wurde die Folge der Testaufgaben unterbrochen. Die genauere Analyse dieser drei Probanden ergab eindeutig, daß sie durch ihre Hüftkontrakturen für die Ausführung der Testaufgabe 5_v begünstigt waren, für die Ausführung der Testaufgabe 4_v jedoch auf Grund ihrer Lähmungshöhe nicht genügend Bauchmuskulatur besaßen. Die Spalten 2 und 3 der Tabelle 6 zeigen, daß die Differenzierung der Probanden für die ersten sechs Aufgaben recht befriedigend ausfällt und nur für die Testaufgaben 7_v und 8_v nicht genügend Testpersonen vorhanden waren. Die Testaufgaben sind deshalb von vornherein nicht ungeeignet. Ihr Wert muß noch an

Behinderten festgestellt werden, die mehr funktionelle Fähigkeiten besitzen, als die erfaßten Querschnittgelähmten mit einer kompletten Läsion ab L5.

Für alle Testaufgaben läßt sich eine bestimmte Läsionsgrenze angeben, die typisch für das Gelingen der Übungen erscheint. Die Streuung der Läsionshöhen um diese Grenze fällt allerdings bei den einzelnen Testaufgaben sehr unterschiedlich aus. Die Streuung ist nur bei den Testaufgaben 3_v und 4_v mit sechs Segmenten sehr groß. Die Testaufgabe 4_v zeigte darüber hinaus in 16 Fällen eine Abweichung von dem Mittelwert. Die anderen Grenzen sind dagegen unerwartet eindeutig, wenn man davon ausgeht, daß die Läsionsangaben um ein Segment schwanken können, und die anderen leistungsbeeinflussenden Faktoren auch wirksam werden können. Besonders bemerkenswert ist die Bestätigung der Läsionsgrenze L3 für die Testaufgabe 6_v, die von allen Probanden dieser Lähmungshöhe positiv ausgeführt wurde. Die acht positiven Abweichungen, d. h. die befriedigende Ausführung von Probanden mit höheren Läsionen als L3 sind ein Hinweis auf die Wirkung zusätzlicher Faktoren. Ansonsten konnte nur die Testübung 4_v die durch die biomechanischen Überlegungen vermuteten Grenzen bestätigen. Die Trennschärfe dieser Testaufgabe bezüglich der Segmenthöhe ist jedoch, wie bereits ausgeführt, bei den komplett Querschnittgelähmten sehr unbefriedigend.

Eine genauere Analyse der Probanden, die von den generellen Funktionsgrenzen abweichen, brachte folgende Ergebnisse: Die größere Streuung bei der Testaufgabe 2_v wird auf die Läsionen T6 und T7 eingeschränkt, wenn man bedenkt, daß der registrierte Proband mit der T9-Läsion eine einseitige Hüftexartikulation hatte. Die Testübung 5_v wurde generell von allen Probanden positiv ausgeführt, die ab L1 und niedriger gelähmt sind. Hinzu kommt noch der größere Teil der T12-Läsionen und drei höher gelähmte Probanden. Ursprünglich war die Testübung schwieriger eingestuft worden. Sie sollte die Probanden mit Läsionen ab L3 differenzieren. Hier liegt offenbar ein zusätzlicher Mechanismus vor, der bei einer erneuten Überprüfung genauer analysiert werden muß. Die drei positiven Abweichungen bei Testaufgabe 5_v sind alle durch Kontrakturen und eine starke Rigidität der spastisch gelähmten Muskulatur bedingt. Die sieben negativen Ausführungen durch T12-Läsionen konnten teilweise auf die Oberkörperlänge und den Taillenumfang zurückgeführt werden. Die acht positiven Ausführungen der Testübung 6_v durch Probanden mit Läsionen höher als L3 sind, wie bereits vermutet, durch zusätzliche Leistungsfaktoren bedingt. In drei Fällen konnte die Spastik wirken, in vier Fällen die Hüftkontrakturen und in einem Fall das Tragen einer Tuberschiene. Die geringe Zahl der Probanden bei Testübung 7_v und 8_v läßt keine eindeutigen Schlüsse zu. Die wenigen positiven Ausführungen waren auch hier durch das Tragen von Beinschienen begünstigt.

Die funktionellen Abweichungen bei den Querschnittgelähmten mit gleichen Läsionen lassen sich folgendermaßen deuten: Die Spastik, die Hüftkontrakturen und die Beinschienen können zu funktionellen Verbesserungen beitragen, eine große Körperlänge und überproportionierte Schultern die funktionellen Möglichkeiten verschlechtern. Für die Zielsetzungen des Tests von größter Bedeutung ist die Unabhängigkeit der Ausführung der Testaufgaben vom Training und vom Alter der Probanden. Von den Testaufgaben kann deshalb eine hohe Reliabilität erwartet werden.

Prüft man die Ergebnisse der acht Testaufgaben für eine möglichst genaue Differenzierung der Rollstuhlsportler nach den in Abschnitt 3.3.2 bis 3.3.3 ermittelten Grundfunktionen des Rumpfes, so kann nur die Testaufgabe 6_v die ermittelten Funktionsgrenzen befriedigend bestätigen. Etwas unerwartet konnten Querschnittgelähmte mit Läsionen von T12 bis L2 die Testaufgabe 5_v ausführen. Inwieweit diese Testaufgabe, die unter einer anderen Intention ausgewählt wurde, den Rumpfzusammenschluß prüfen kann, muß noch diskutiert werden. Zusätzlich kann noch von der Testaufgabe 8_v ein positives Ergebnis erwartet werden, wenn sie an Probanden geprüft wird, die über mehr funktionelle Möglichkeiten verfügen als Querschnittgelähmte mit einer L5-Läsion. Die Testaufgabe 2_v brachte nicht die Ergebnisse, um die Torsion des Rumpfes und die Sitzstabilität hinreichend zu repräsentieren. Die als positiv gewertete Ausführung der Testaufgabe durch T7 und T8-Läsionen entspricht nicht den funktionellen Möglichkeiten dieser Schadensgruppe. Eine eingehende Prüfung des Inhalts der Testaufgabe 2_v und eine bessere Beachtung der Beurteilungskriterien für die Bewertung sollten ein befriedigendes Ergebnis herbeiführen.

Die Testaufgabe 1_v deutet eine mögliche Schadensklasse für die Behinderten mit Läsionen ab T4 an. Die geringe Zahl der Probanden mit dieser Läsionshöhe und der fehlende Zusammenhang zu den funktionellen Einschränkungen der Rumpfbewegungen lassen jedoch keine objektive Befürwortung zu.

4.2.4. Zusammenfassung der Ergebnisse

1. Der Schwierigkeitsgrad der acht Testaufgaben zeigt eine aufsteigende und stetige Tendenz in bezug auf die zu prüfenden Rumpffunktionen. Die einzelnen Rumpffunktionen konnten jedoch nicht hinreichend repräsentiert werden.
2. Die Testaufgabe 1_v deutet eine mögliche Klasse im Läsionsbereich bis T4 an. Eine funktionelle Begründung und eine praktikable Anwendung im Rollstuhlsport können zur Zeit noch nicht geleistet werden, da nur wenige Probanden dieser Schadensgruppe erfaßt werden konnten.
3. Bei der Ausführung der Testaufgabe 2_v muß auf andere Kriterien geachtet werden, wenn sie die Torsion des Rumpfes und die Sitzstabilität repräsentieren soll.
4. Die Testaufgabe 3_v zeigte bis auf drei Probanden die gleichen Ergebnisse wie die Testaufgabe 2_v. Sie überprüft jedoch nicht die Sitzstabilität und die Torsion, um für die Überprüfung dieser Funktionen in Frage zu kommen.
5. Die Testaufgabe 4_v ist wegen der großen Streuung und Trainingsabhängigkeit nicht geeignet, die Rollstuhlsportler für eine Klassifizierung zu differenzieren.
6. Die Testaufgabe 5_v eignet sich möglicherweise für die Prüfung des Rumpfzusammenschlusses bzw. Rumpffixierung. Die relativ klare Grenze, die bei der Überprüfung erhalten wurde, entspricht den biomechanischen Überlegungen. Der funktionelle Mechanismus, der die positive Ausführung der Testaufgabe bewirkt, muß noch genauer analysiert werden.
7. Die Testaufgabe 6_v bestätigt die biomechanischen Überlegungen über die Rumpfbewegungen in der Sagittalebene. Ab der Läsion L3 gelingt die Testaufgabe durch die Aktivität der ersten Adduktoren, die die Hüfte im Sitzen regulieren können.
   Die positive Ausführung der Testaufgabe 6_v durch einzelne Behinderte mit höheren Läsionen als L3 bestätigte die funktionelle Verbesserung von Behinderten mit Hüftkontrakturen, Spastik und angelegten Beinschienen. Behinderte mit einem langen und schweren Oberkörper können bei der Ausführung der Testaufgabe beeinträchtigt sein.
8. Die Testaufgabe 7_v repräsentiert die Rumpfseitbeuge unbefriedigend. Die funktionellen Vorteile, die durch das Tragen von Beinschienen entstehen, konnten auch hier bestätigt werden.
9. Die Testaufgabe 8_v wurde von zwei Probanden mit einer L5-Läsion ausgeführt. Auch hier waren die beiden Behinderten durch ihre Beinschienen begünstigt. Eine erneute Anwendung der Testaufgabe an Probanden mit besseren funktionellen Möglichkeiten sollte die Eignung der Testaufgabe für die Messung der Rumpfseitbeuge bestätigen.
10. Die Unabhängigkeit der Testergebnisse vom Trainingszustand und vom Alter der Probanden, falls die Behinderung wenig-

stens zwei Jahre besteht, ist ein wichtiges Ergebnis für die Klassifizierung und die Reliabilität der Testaufgaben.

4.3. Die Verbesserung der Testaufgaben des Funktionstests für die Klassifizierung von Rollstuhlsportlern ohne Armschaden

Die vier Grundfunktionen des Rumpfes, die die Rollstuhlsportler in maximal fünf Klassen differenzieren können, konnten nur zum Teil durch die ausgewählten acht Testaufgaben des Vortests gemessen werden. Die nachfolgende Prüfung soll erneut die potentiellen Möglichkeiten der Testaufgabe 2_v zur Messung der Torsion und der Sitzstabilität, der Testaufgabe 5_v zur Messung der Rumpffixierung und die Testaufgabe 8_v zur Messung der Seitbeweglichkeit des Rumpfes untersuchen. Die Testaufgabe 6_v hat sich als hinreichend genaues Maß für die Rumpfaufrichtung aus der Rumpfvorlage bzw. der Bewegungsfähigkeit des Rumpfes in der Sagittalebene erwiesen. Die rein inhaltliche Klärung der Testaufgaben muß in einer eindeutigen Form Ausdruck finden. Besonderer Wert muß dabei auf die Beschreibung, Instruktion und Auswertung der Testaufgaben gelegt werden. Als Vorbild dient wiederum der LOS KF 18 von EGGERT (1971 a).

Die in die engere Wahl gezogenen vier Testaufgaben werden mit den arabischen Ziffern 1 bis 4 neu bezeichnet und zur Verdeutlichung mit dem Index e kenntlich gemacht.

4.3.1. Die Prüfung der Testaufgaben 1_e und 2_e aus biomechanischer und testkritischer Sicht

Testaufgabe 1_e

Die Ergebnisse, die die Anwendung der Testaufgabe an Querschnittgelähmten mit kompletten Läsionen brachte, konnten nicht befriedigen. Die Auswertung der Testaufgabe konzentrierte sich zu sehr auf das erfolgreiche beidhändige Prellen des Balles links und rechts vom Rollstuhl. Probanden mit langen Armen mußten dabei von vornherein begünstigt sein. Die meisten Behinderten mit einer hohen Lähmung beugten den Oberkörper zurück über die Rückenlehne, um nicht die Sitzbalance zu verlieren. Die Bewegungsaufgabe gelang in dieser Haltung auch ohne eine ausgeprägte Torsion des Oberkörpers. Die genaue Analyse der Testaufgabe in weiteren Vorversuchen, die sich vor allem auf die Sitzbalance und die Torsion des Rumpfes konzentrierte, führte zu folgenden Ergebnissen: Die Sitzbalance kann besser überprüft werden, wenn der Proband den unteren Teil des Beckens im Winkel zwischen Sitzfläche und Rückenlehne stabilisiert. Der Rumpf soll dabei den oberen Rand der Rückenlehne nicht berühren. Wird die Übung mit freiem Oberkörper ausgeführt, so kann das Muskelspiel der funktionsfähigen Bauch- und Rückenmuskulatur beobachtet werden. Ein zutreffenderes Kriterium für die Torsionsfähigkeit des Rumpfes stellt der Winkel zwischen dem übergreifenden Arm und dem Rumpf dar. Die Beurteilung der Ausführung darf dabei nicht allein vom Gelingen des wechselseitigen, beidhändigen Ballprellens abhängen. Die Ausgleichsbewegungen des Rumpfes bezüglich der Sitzbalance und des Torsionsgrades des Rumpfes sind eindeutiger und allgemein gültiger zu bewerten als das Gelingen der Bewegungsfertigkeit. Zu diesem Zweck müssen die Merkmale für eine positive und eine negative Ausführung anschaulich dargestellt werden.

Testaufgabe 2_e

Die konkrete Frage bei der Analyse der Testaufgabe stellt sich, inwieweit sie den Rumpfzusammenschluß bzw. die Rumpffixierung repräsentieren kann. Die Rumpffixierung setzt ein ausreichendes Verfügen über funktionsfähige Bauchmuskeln und Rückenmuskeln voraus, die den Thorax und die Hüfte, sowie die Wirbelsäule verspannen. Bei einer oberflächlichen Betrachtung der Testaufgabe 2_e nimmt man nur den ak-

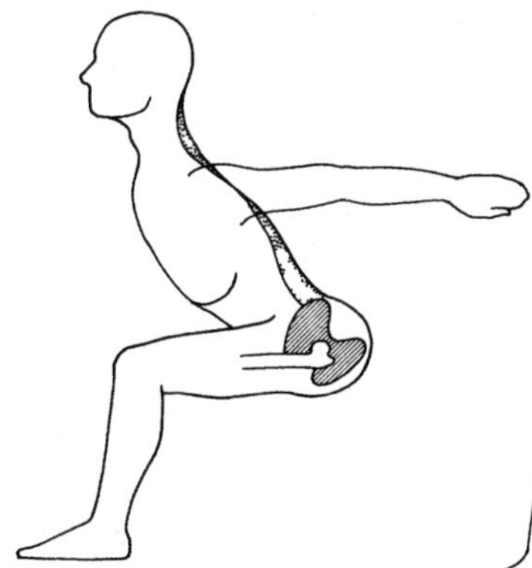

Abb. 12 a

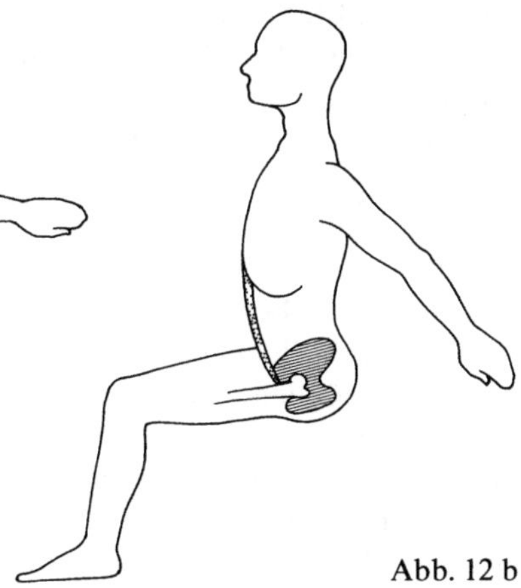

Abb. 12 b

tiven Einsatz der tiefen Rückenmuskeln wahr. Die lordotische Schwingung der Wirbelsäule wird deutlich sichtbar verstärkt. Die Hüfte scheint in der Ausgangsstellung zu bleiben und nur der Oberkörper samt den nach hinten gestreckten Armen richten sich auf (Abb. 12 a). In der letzten Phase der Aufrichtung werden zusätzlich die Bauchmuskeln eingesetzt, die das nach vorn gekippte Becken aufrichten (Abb. 12 b). Die übermäßige Lendenlordose wird dabei aufgehoben.

Das Gelingen der Testaufgabe 2_e ist nicht ganz trainingsunabhängig. Das Aufrichten des Oberkörpers mit Hilfe der tiefen Rückenstrecker setzt einige Kraft voraus. Außerdem sind Behinderte mit einem schweren Oberkörper und einer schlanken Taille benachteiligt. Das Becken bildet bei der Rumpfvorlage einen spitzen Winkel mit dem Oberschenkel. So kommt es vor, daß bei der Ausführung der Testaufgabe das Gesäß vom Sitz abgehoben wird. Bei Behinderten mit einem kurzen Oberkörper und großen Leibumfang kann man diesen Vorgang nicht beobachten. Das größere Volumen des Bauchraumes schränkt das Vorbeugen des Rumpfes ein. Zwischen dem Femur und der Hüfte bleibt ein relativ großer Winkel. Der Schwerpunkt des Rumpfes liegt günstiger zur Hüfte; d. h., das Lastmoment fällt relativ klein aus. Die Aufrichtung des Oberkörpers aus der Vorlage auf den Oberschenkeln gelingt leichter als bei Behinderten mit einem langen, schlanken Rumpf und schwerem Schultergürtel. Für eine individuelle Anpassung der Ausführungsbedingungen wird ein Keil unter die Oberschenkel des Probanden gelegt, so daß die an den Knien erhöhten Oberschenkel ein zu weites Absenken des Beckens, bezogen auf die Horizontal-Ebene, verhindern. Das Unterlegen des Keils muß immer dann erfolgen, wenn das Gesäß bei der Ausführung der Testaufgabe von der Unterlage abgehoben wird.

Die konkrete Anwendung der Testaufgaben an Rollstuhlsportlern ohne Armschaden wird zeigen müssen, ob die Effektivität der vorgeschlagenen Verbesserungen zum Tragen kommt. Insbesondere interessiert die Eignung der Testaufgabe 4_e zur Messung der Rumpfseitbeuge, da konkrete Hinweise aus der Untersuchung bei Behinderten mit einer kompletten Läsion nicht zu erfahren waren.

4.3.2. Verbesserungen der vier Testaufgaben bezüglich der Testkriterien der Objektivität und der Ökonomie

Die Beschreibung der ausgewählten vier Testaufgaben wurde durch Phasenbilder verdeutlicht, der Wortlaut selbst in eine einheitliche, klare Form gefaßt. Zur Verbesserung der Objektivität wurde auf eine kurze und verständliche Instruktion für den Probanden geachtet. Die Instruktion erfolgt zum Teil durch ein akzentuiertes Vormachen der Bewegungen und kurze verbale Hinweise. Der Proband führte die Testaufgaben in seinem eigenen Rollstuhl und mit nacktem Oberkörper durch. Die Testökonomie kann dadurch gefördert werden. Nur bei extremen Abweichungen der Maße des Rollstuhls, die die Ausführung der Testaufgaben erschweren, sollte auf einen bereitstehenden Standard-Rollstuhl umgestiegen werden. In die Anweisungen zur Bewertung der Testaufgaben wurden auch Beobachtungskriterien eingebaut, die mögliche Täuschungsversuche erkennen helfen. Durch mehrere Wiederholungen der Testübungen kann die Bereitschaft zur Mithilfe erkannt werden. Das Gelingen und Mißlingen der Testübungen zeigt sich in bestimmten Bewegungsabläufen und Verhaltensmustern, die ebenfalls durch einzelne Bilder veranschaulicht werden.

Der Unterbindung von Täuschungsversuchen wird in dieser Arbeit noch ein eigenes Kapitel gewidmet werden. Die Bemühungen um eine ökonomische Durchführung des Tests können vor allem dann gelingen, wenn der Test selbst Täuschungsversuche so weit wie möglich ausschließt.

Das eigentliche Problem für die Objektivität des Tests bzw. der Testaufgaben bilden die *Grenzfälle* besonders bei den Testaufgaben 1_e und 2_e. Der Übergang vom Gelingen und Mißlingen der Bewegungsfertigkeiten ist fließend. Eindeutige Muskelkennzeichen wie bei der Testaufgabe 3_e fehlen. Zumindest können die Bedingungen für die Testaufgabe 1_e, teilweise Innervation aller Bauch- und Rückenmuskeln, und die Bedingungen für die Testaufgabe 2_e, Innervation aller Bauch- und Rückenmuskeln, nicht eindeutig nachgewiesen werden. Die Grenzfälle müssen im Test besonders veranschaulicht werden.

4.3.3. Der Funktionstest zur Überprüfung der Grundfunktionen des Rumpfes im Rollstuhl

Testaufgabe 1_e

Prüfung der Torsion des Rumpfes und der Sitzstabilität

Geräte: Rollstuhl der Testperson ohne Seitenteile, 1 Basketball

Beschreibung: Die Testperson sitzt möglichst aufrecht im Rollstuhl, so daß der Rumpf keine Auflage am oberen Rand der Rückenlehne hat. Der Basketball wird gleichzeitig mit beiden Händen je einmal im Wechsel links und rechts

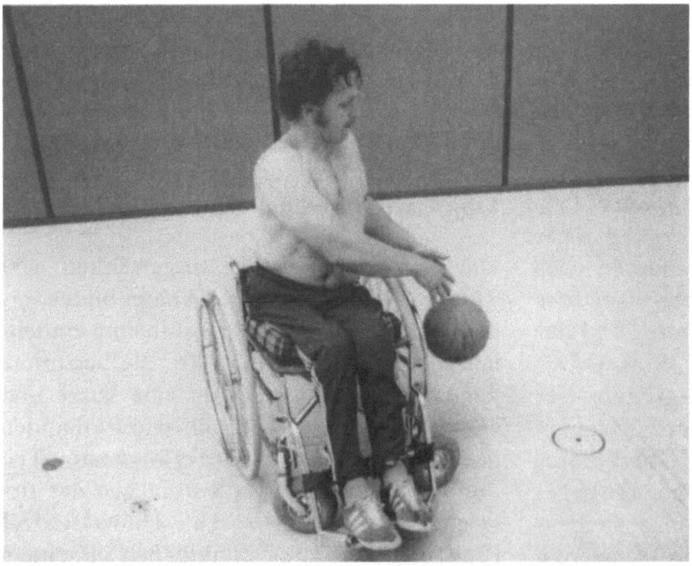

Abb. 13. (QGL, T12)

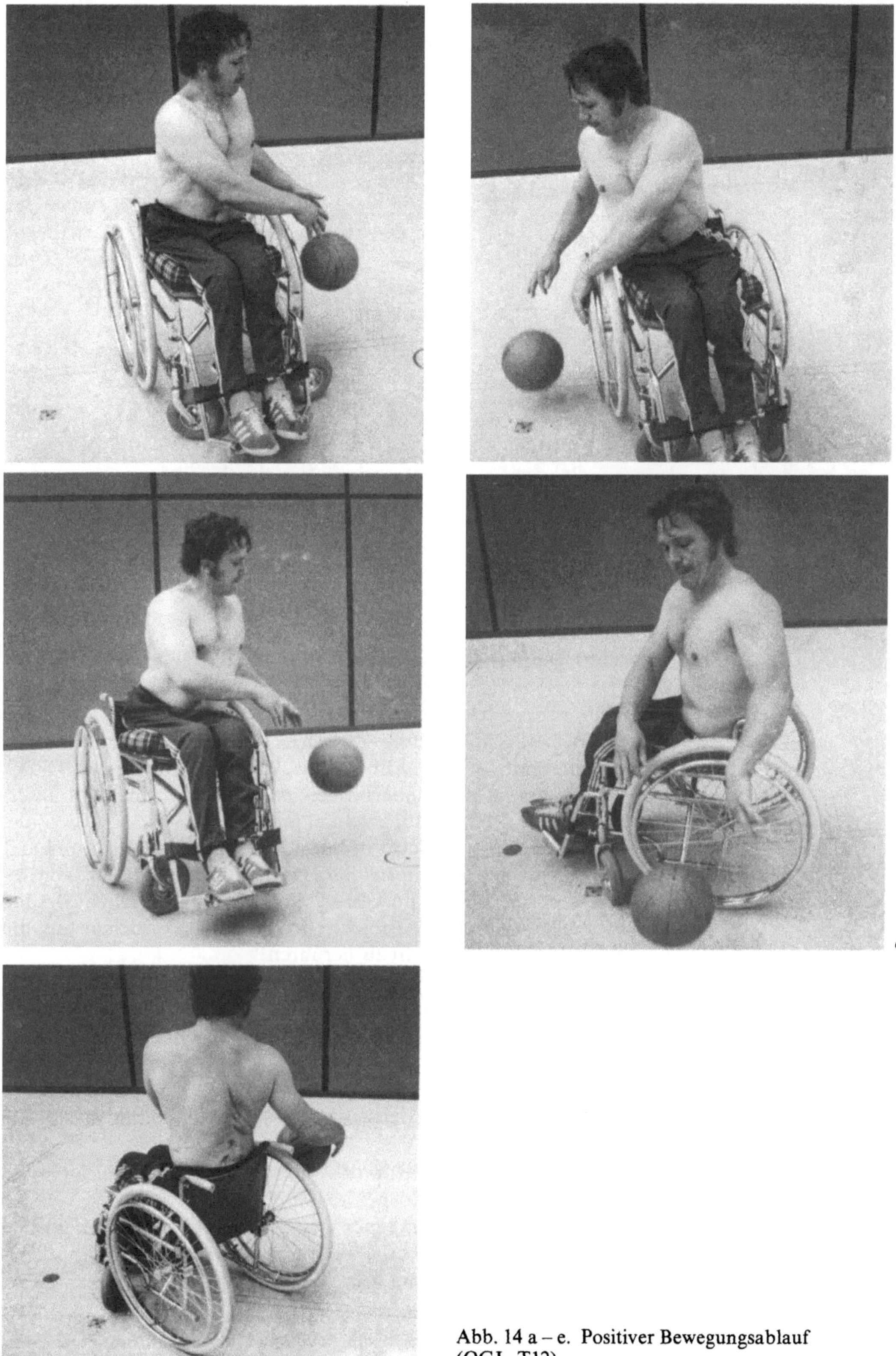

Abb. 14 a – e. Positiver Bewegungsablauf (QGL, T12)

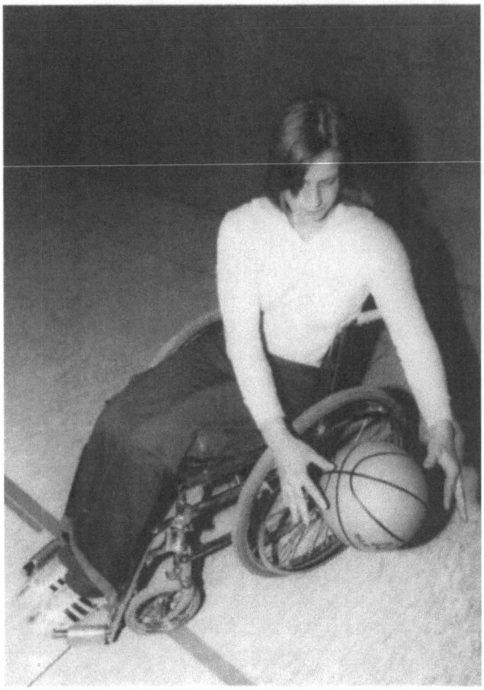

◀Abb. 15. (QGL, T11)

Abb. 16. (QGL, T5)
▼

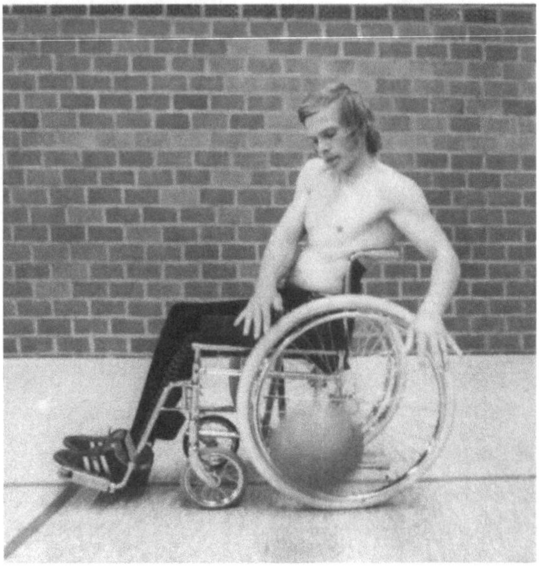

vom Rollstuhl geprellt und gefangen. Die Testperson dreht dabei den Rumpf so weit wie möglich um die Vertikalachse. Die abgewandte Schulter wird nach vorn gedreht, die andere Schulter rotiert zum Ausgleich nach hinten über die Rückenlehne. Zwischen Rumpf und übergreifendem Arm entsteht ein relativ weiter Winkel. Das Abstützen mit Rumpf, Unterarmen oder Händen an den Rädern oder am eigenen Körper soll unterbleiben. Die gesamte Übung wird zweimal probiert.

Instruktion: „Setzen Sie sich möglichst aufrecht in Ihren Rollstuhl! — Prellen und fangen Sie den Ball gleichzeitig mit beiden Händen links und rechts von Ihrem Rollstuhl! — Ich mache die Übung einmal vor. — Drehen Sie den Oberkörper so weit wie möglich nach jeder Seite und vesuchen Sie, die Oberkante der Rückenlehne nicht zu berühren!"

Bewertung: **positiv**

Die Übung gelingt der Testperson, ohne daß sie das Gleichgewicht verliert. Zwischen Rumpf und übergreifendem Arm entsteht ein relativ weiter Winkel.

negativ

Die Testperson verliert das Gleichgewicht und fällt schräg nach vorn (Abb. 17 d).

Die Testperson stützt sich mit Rumpf, Unterarm oder Hand an den Antriebsrädern oder am eigenen Körper ab (Abb. 17 e, f).

Die Testperson lehnt den Oberkörper weit zurück über die Rückenlehne und erhält Unterstützung am oberen Teil der Lehne (Abb. 16, 17).

⟶

Abb. 17 a – f. Negative Bewegungsausführung (QGL, T5)

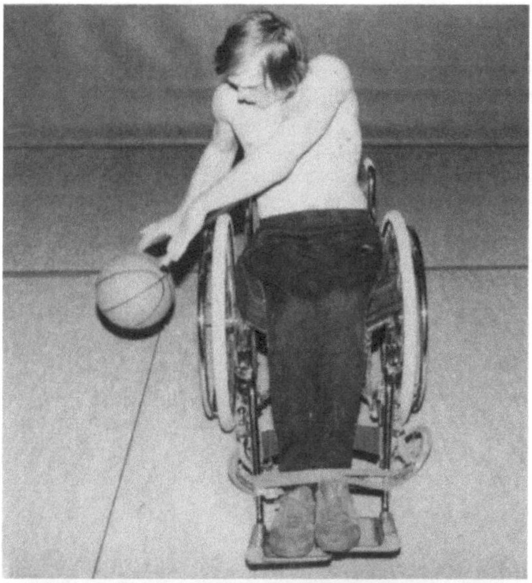

a

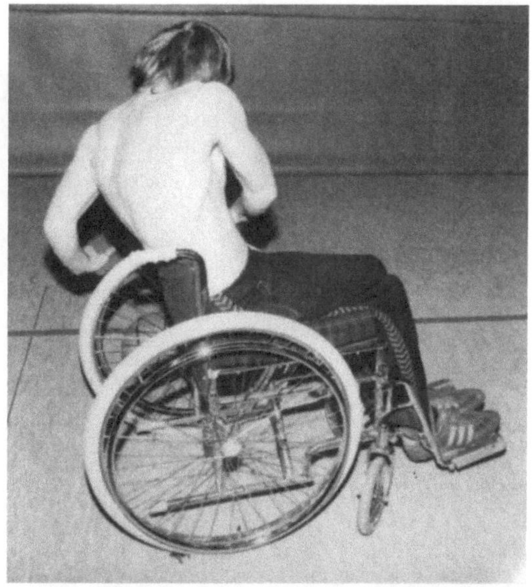

b

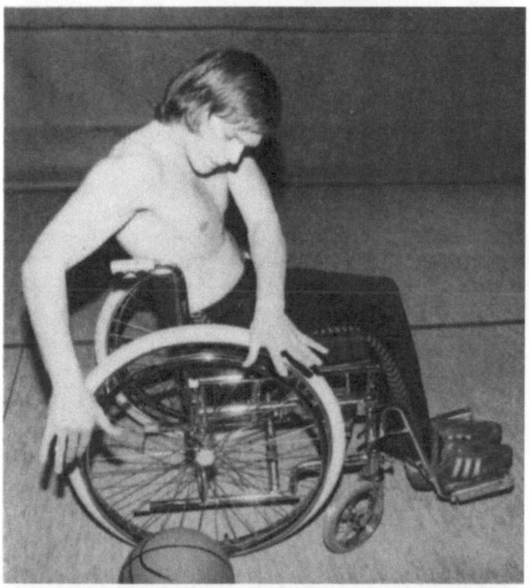

c

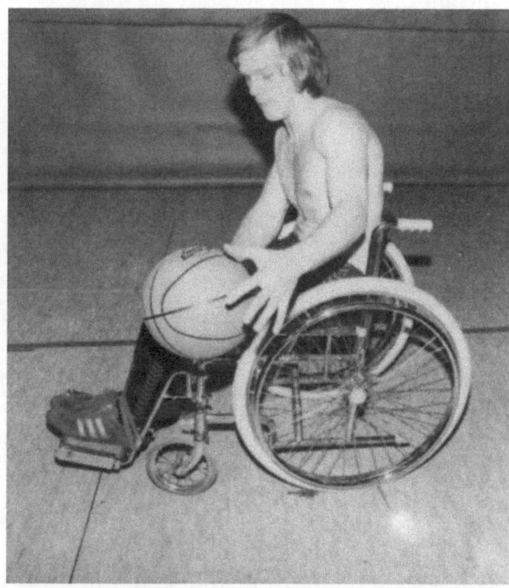

d

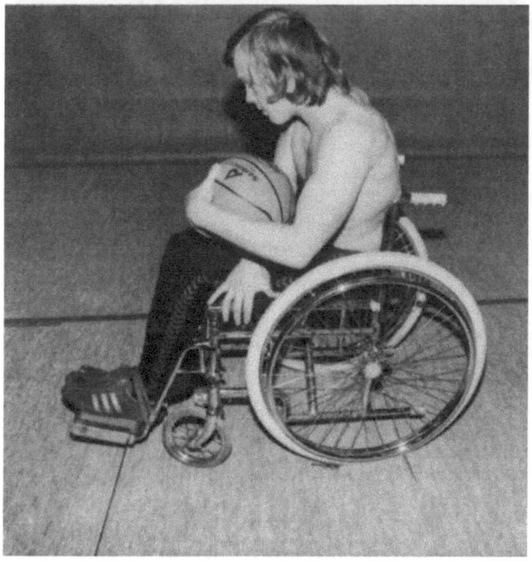

e

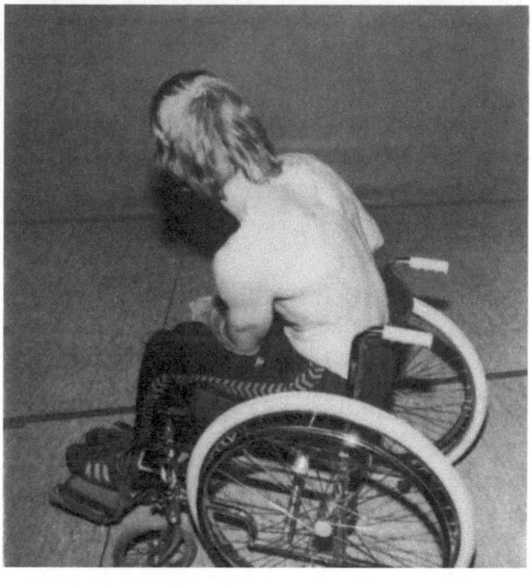

f

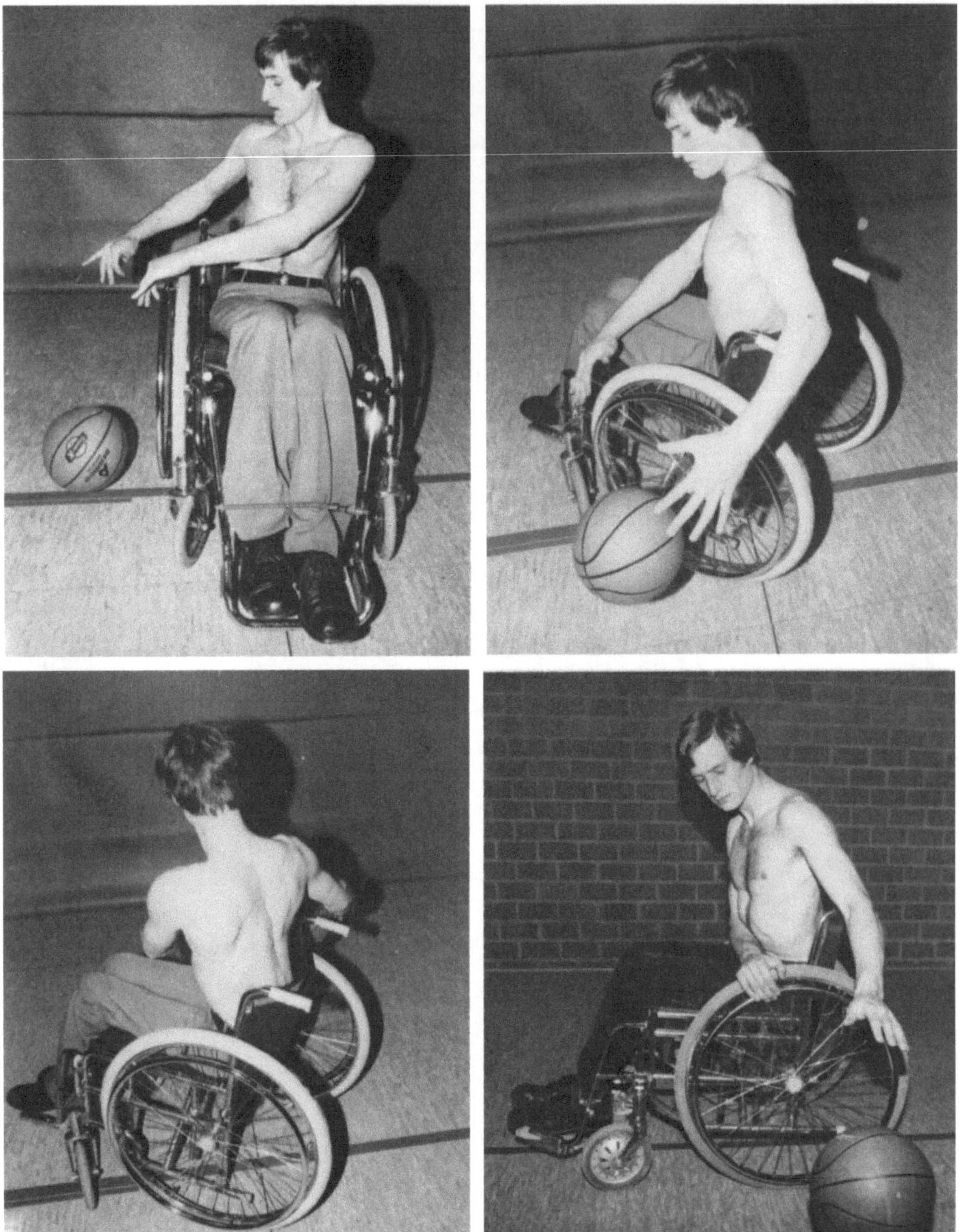

a b c d

Abb. 18 a – d. (QGL T8/9)

Anmerkung: Unterschiedliche Ausführung der beiden Versuche deuten auf einen Täuschungsversuch hin. Im Zweifelsfall wird die Übung mehrmals ausgeführt. Die Höhe der Rückenlehne deutet auch auf die Sitzstabilität hin.

Grenzfall: Die Testperson schafft die Übung, ohne den oberen Rand der Rückenlehne zu berühren. Sie verliert jedoch das Gleichgewicht, sobald sie sich im Laufe der Übung zu weit von der Rückenlehne entfernt (Abb. 18).

Testaufgabe 2_e

Prüfung des Rumpfzusammenschlusses

Geräte: Rollstuhl der Testperson ohne Seitenteile, keilförmiges Kissen.

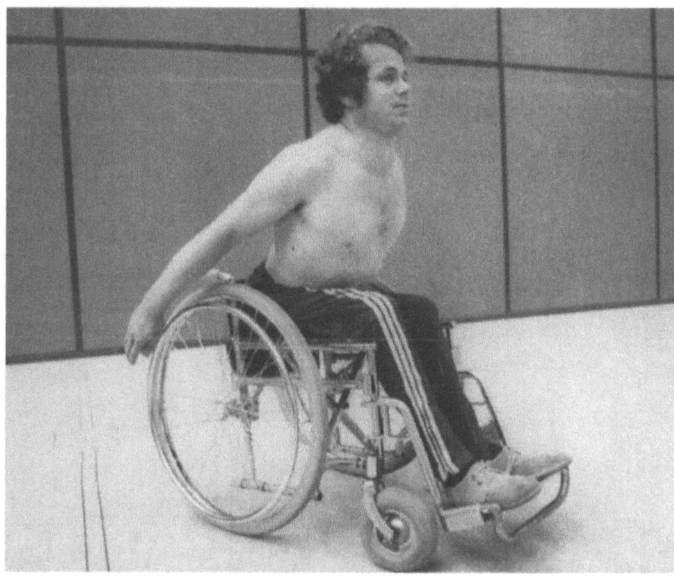

Abb. 19. (QGL, L1)

Beschreibung: Die Testperson legt den Oberkörper auf die Oberschenkel. Anschließend versucht sie den Oberkörper ohne Abstützen mit den Händen in normalen Sitz zurückzuführen. Wenn die Übung nicht gelingt, wird unter die Oberschenkel das keilförmige Kissen geschoben und die Testübung wiederholt.

Instruktion: „Legen Sie den Oberkörper auf Ihre Oberschenkel! — Richten Sie den Oberkörper auf, ohne die Hände zu Hilfe zu nehmen! — Führen Sie die Bewegung ohne Schwung aus!"

Bewertung: **positiv**

Die Testperson richtet den Oberkörper auf, indem sie die Arme nach hinten streckt und durch eine lordotische Beugung der Wirbelsäule den Oberkörper aufrichtet (Abb. 19, 20, 21). Die Bewegung kann langsam erfolgen.

negativ

Die Testübung gelingt auch mit untergeschobenem Keil nicht. Die Testübung kann nur mit Schwung ausgeführt werden.

Die Testperson nimmt die Arme zu Hilfe.

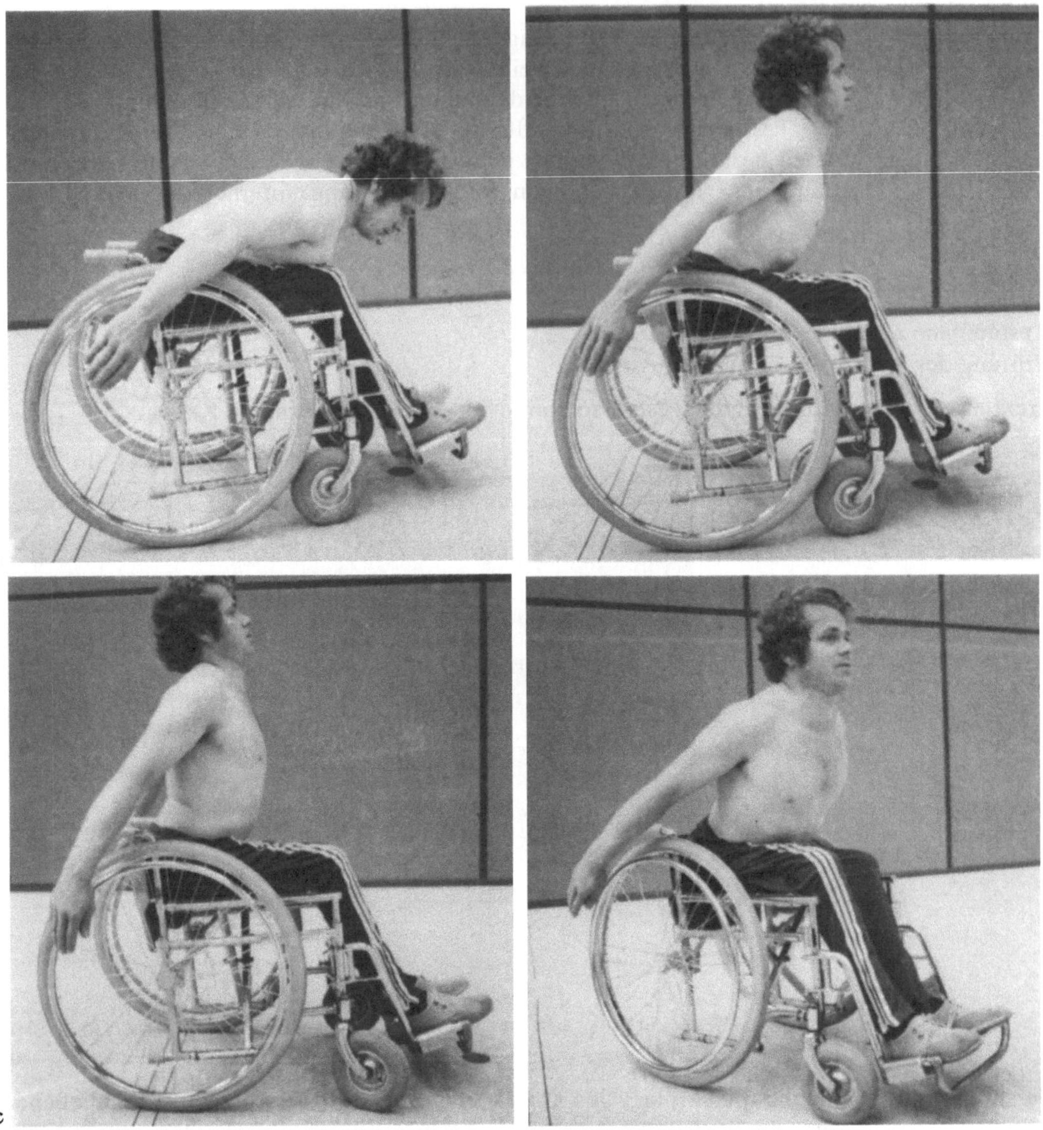

Abb. 20 a – d. Positiver Bewegungsablauf

Anmerkung: Ein Täuschungsversuch muß vermutet werden, wenn die Arme bei der Aufrichtung nicht nach hinten gestreckt werden, die Wirbelsäule bei Lähmungen bis Th10 bei der Vorlage auf den Oberschenkeln eine kyphotische Form hat und der Kopf nicht nach hinten gebeugt wird. Weiterhin ist es verdächtig, wenn die Testperson beim Absenken des Oberkörpers auf die Beine nicht die Arme zu Hilfe nimmt, sich jedoch anschließend nicht aufrichten kann.

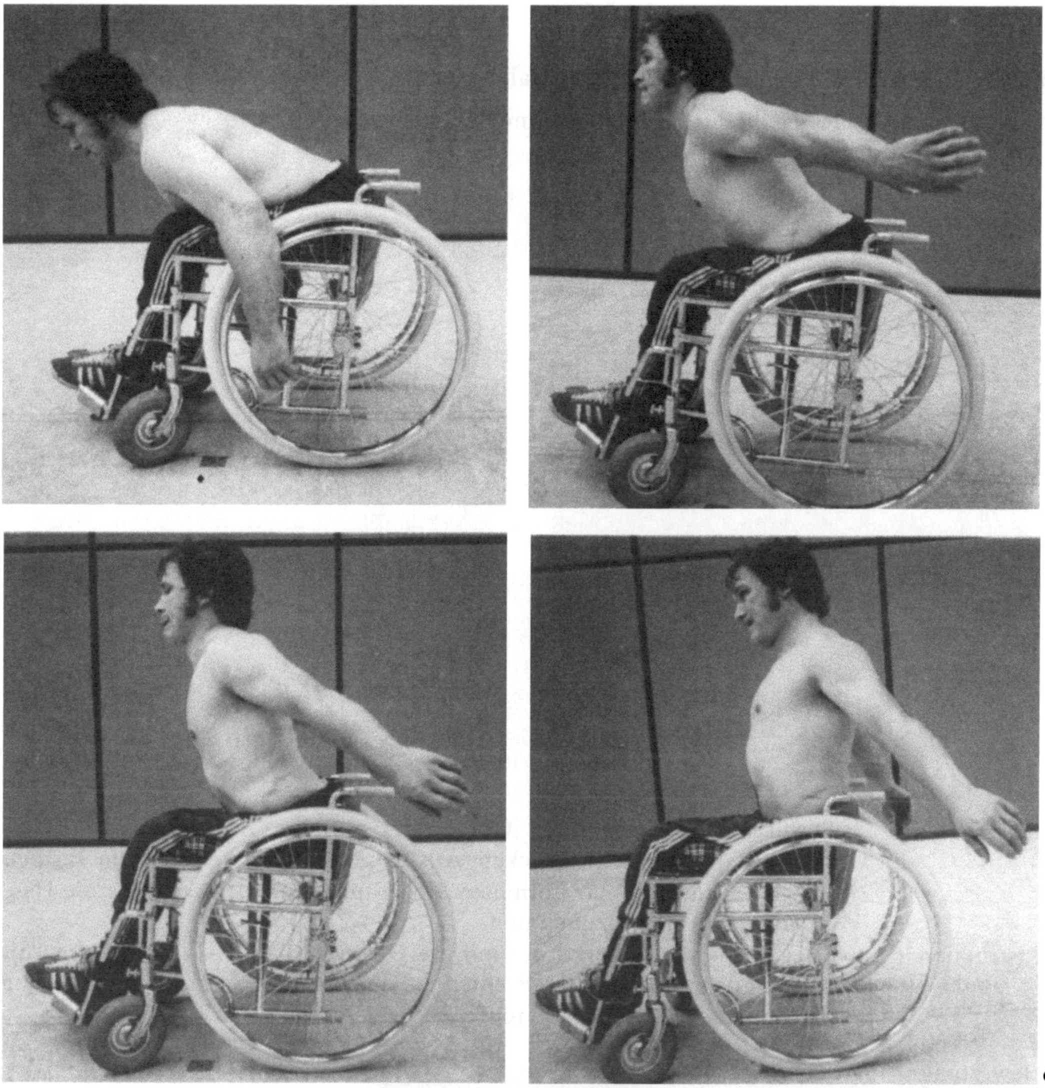

a b c d

▲ Abb. 21 a – d. Positiver Bewegungsablauf mit keilförmigem Kissen (QGL, T12)

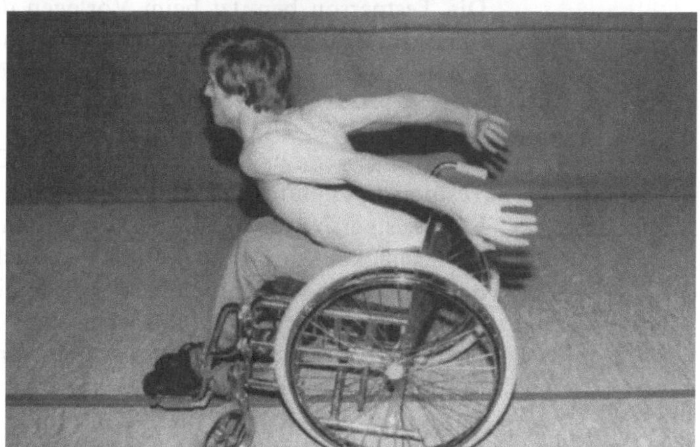

Abb. 22. Vergeblicher Versuch (QGL, T9)

Testaufgabe 3_e

Prüfung der Rumpfbeweglichkeit in der Sagittalebene

Geräte: Rollstuhl der Testperson ohne Seitenteile

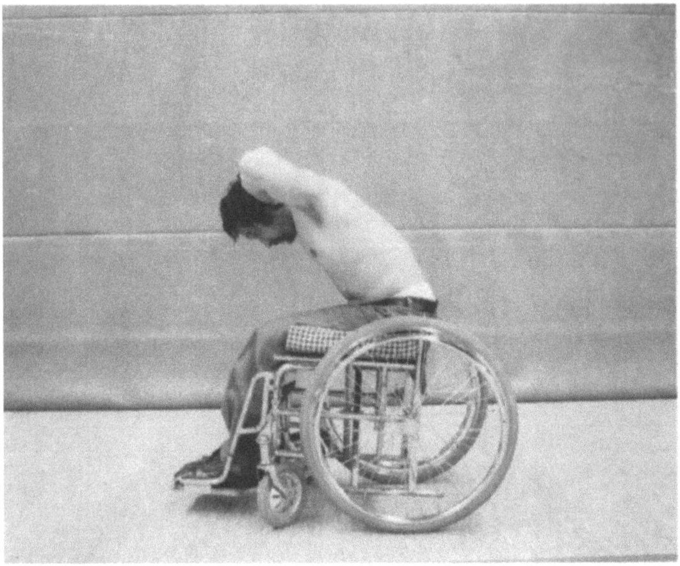

Abb. 23. (QGL, L4)

Beschreibung: Die Testperson legt ihren Oberkörper auf die Oberschenkel und verschränkt die Hände im Nacken. Aus dieser Haltung versucht die Testperson den Rumpf bis zur normalen Sitzhaltung aufzurichten, ohne die Hände vom Nacken wegzunehmen.

Instruktion: „Legen Sie den Oberkörper auf die Oberschenkel! — Verschränken Sie die Hände im Nacken! — Richten Sie den Oberkörper auf, ohne die Hände vom Nacken wegzunehmen!"

Bewertung: **positiv**
Die Testperson benutzt beim Vorlegen des Oberkörpers die Arme nicht zum Abstützen. Das Aufrichten gelingt ohne Schwung in einer kontinuierlichen Bewegung, während die Hände im Nacken bleiben (Abb. 24).

negativ
Das Aufrichten aus der Vorlage auf den Oberschenkeln gelingt nicht. Die Testperson nimmt eine Hohlkreuzhaltung ein (Abb. 25).

Anmerkung: Eine Testperson, die den Oberkörper ohne Abstützhilfe der Arme auf die Oberschenkel legen kann, bremst das Nachvornfallen des Oberkörpers mit den Muskeln oder der Gelenksperre ab, die beim Aufrichten von entscheidender Bedeutung sind. Sind wenigstens Adduktoren vorhanden, so sieht man am Knieschluß beim Aufrichten ihre Funktion. Sind Gelenk- oder Muskelkontrakturen oder spastische Aktivitäten gegeben, so kann die Testperson den Rumpf nicht vollständig auf die Oberschenkel auflegen. Die Wirbelsäule bildet eine deutliche Kyphose.

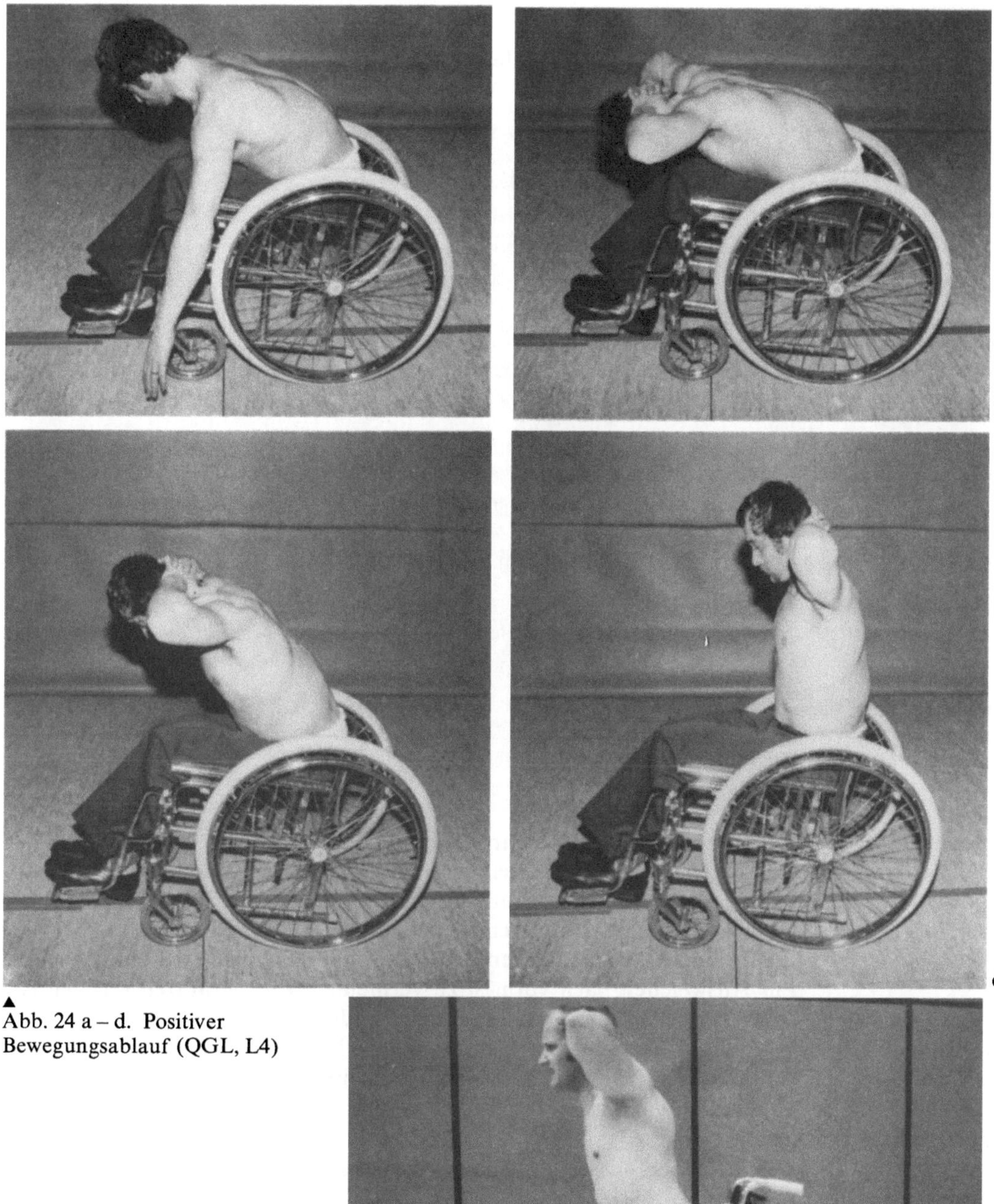

a b c d

▲ Abb. 24 a – d. Positiver Bewegungsablauf (QGL, L4)

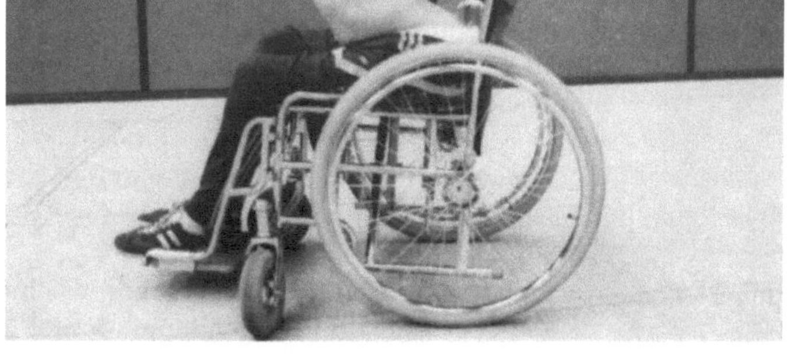

Abb. 25. (QGL, L1)

Testaufgabe 4_e

Prüfung der Rumpfbeweglichkeit in der Frontalebene

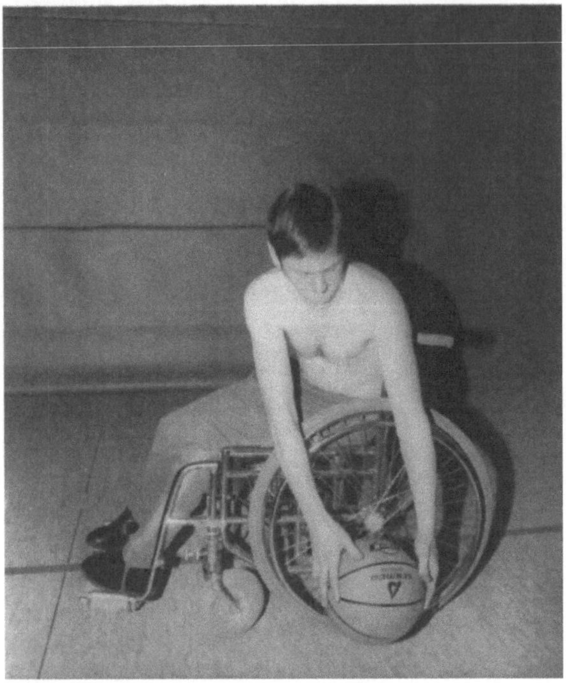

Abb. 26. (QGL, inkomplett)

Geräte: Rollstuhl der Testperson ohne Seitenteile, 1 Basketball.

Beschreibung: Die Testperson hebt mit beiden Händen gleichzeitig über die Rumpfseitbeuge einen Basketball auf, der rechts neben dem Rollstuhl liegt. Die Übung wird auf der anderen Seite wiederholt. Das Aufrichten sollte über die Rumpfseitbeuge erfolgen und der Ball über den Kopf geführt werden. Ein Ausweichen nach vorn ist zu vermeiden. Ein Abstützen mit den Armen oder dem Rumpf auf den Antriebsrädern muß unterbleiben.

Instruktion: „Heben Sie den Ball neben Ihrem Rollstuhl mit beiden Händen gleichzeitig auf, und bringen Sie ihn über Ihren Kopf auf die andere Rollstuhlseite! — Wiederholen Sie die Übung auf der anderen Seite!"

Bewertung: **positiv**

Das Aufheben des Balles gelingt wenigstens nach einer Seite.

Die Testperson benutzt die Arme nicht zum Abstützen bei der Rumpfseitbeuge zum Ball. Die Testperson drückt sich nicht schwungvoll vom Boden ab.

negativ

Die Testperson verliert das Gleichgewicht und stützt sich auf den Antriebsrädern mit dem Rumpf oder den Armen ab (Abb. 29).

Das Aufrichten gelingt nur über das Ausweichen zur Sagittalebene (Abb. 30).

Anmerkung: Eine Testperson, die den Oberkörper ohne Benutzung der Arme seitwärts aus dem Rollstuhl beugen kann, besitzt Muskeln, die zum Aufrichten des

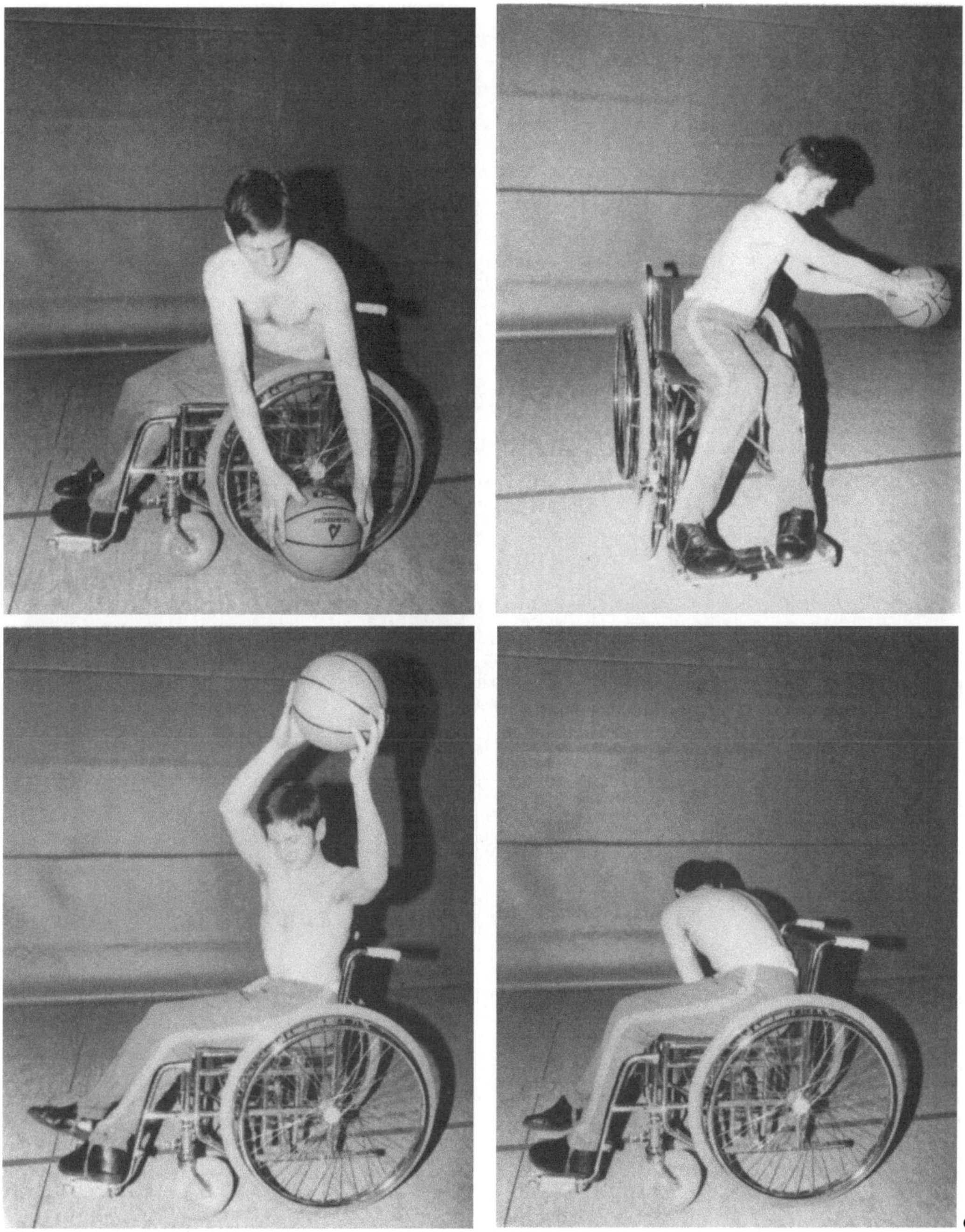

a b c d

Abb. 27 a – d. Positiver Bewegungsablauf (QGL, inkomplett)

Oberkörpers aus der Seitbeuge benötigt werden. Sind wenigstens Abduktoren und Knieflexoren vorhanden, so kann man deutliche Abstützbemühungen der Beine am Rollstuhl beobachten (Abb. 31).
Einsatz der Abduktoren und Knieflexoren.

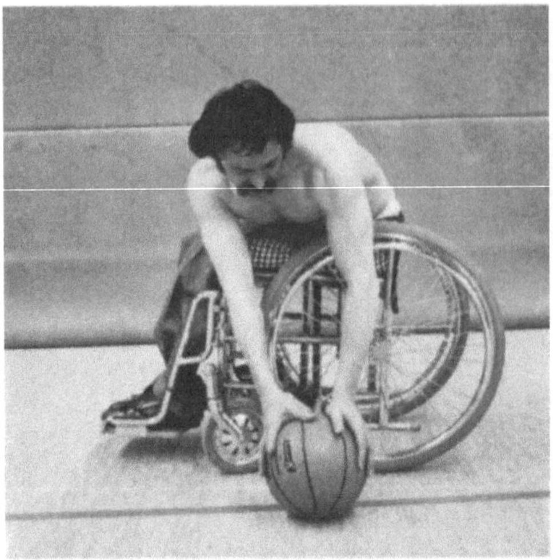
a

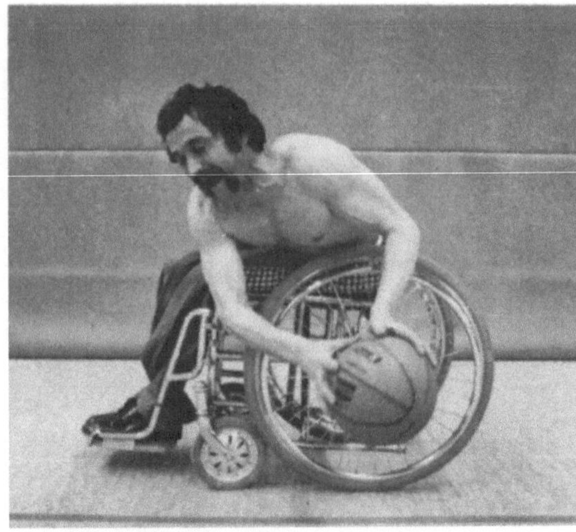
b

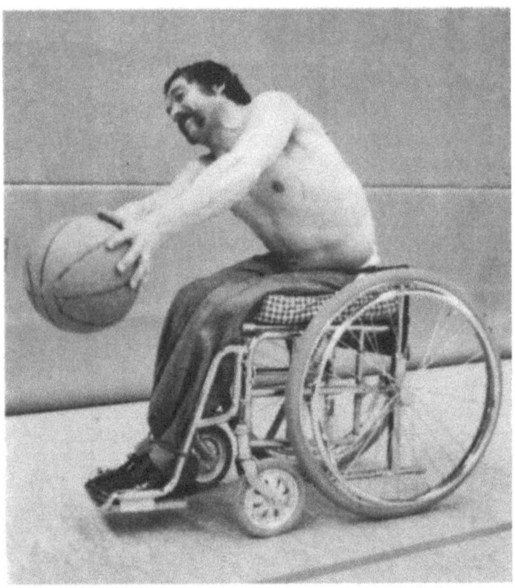
c

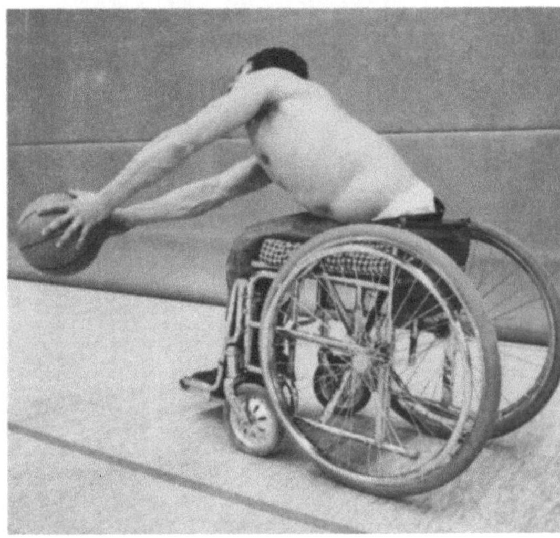
d

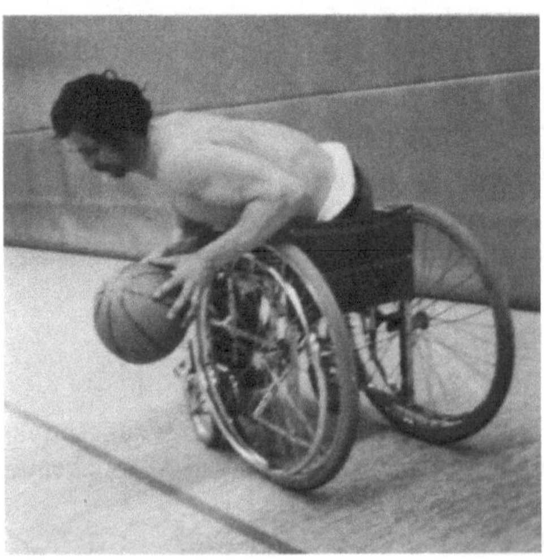
e

Abb. 28 a – e. Negativer Bewegungsablauf (QGL, L4)

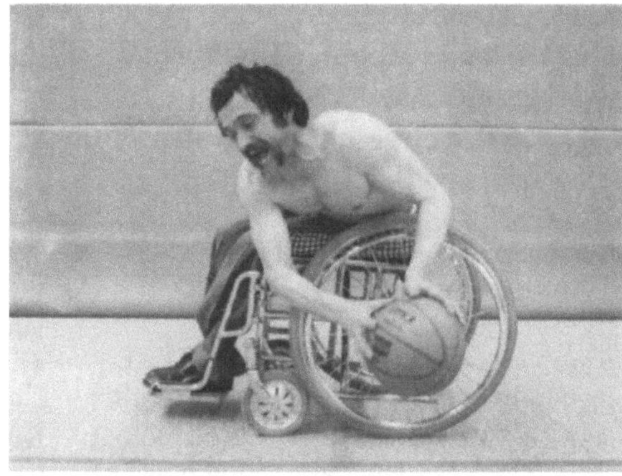

Abb. 29. Abstützen auf den Rädern (QGL, L4)

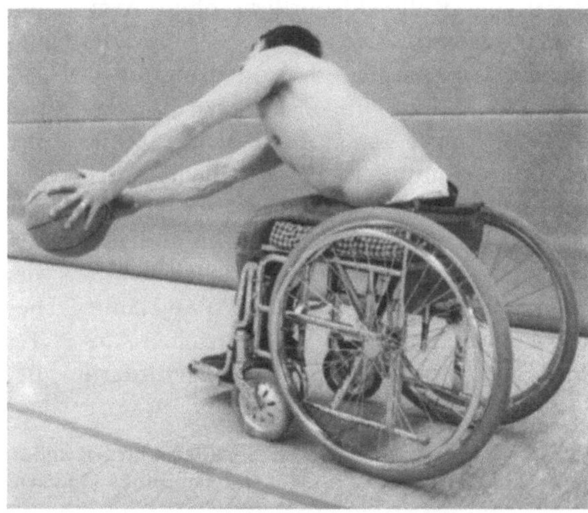

Abb. 30. Ausweichen über die Rumpfvorbeuge (QGL, L4)

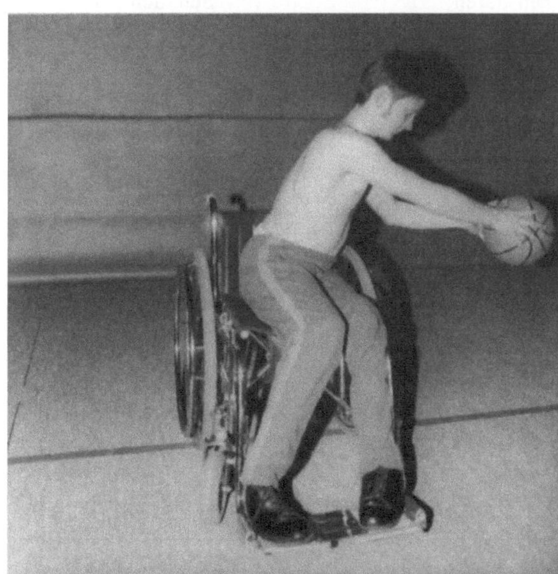

Abb. 31. (QGL, inkomplett)

4.4. Die Anwendung des Funktionstests an einer Stichprobe von Rollstuhlsportlern und ein Vergleich der Ergebnisse mit der Klassifizierung der ISMG

4.4.1. Ziele und Durchführung der Untersuchung

Die nachfolgende Untersuchung soll die Eignung der drei noch unbefriedigend geprüften Testaufgaben nachweisen und die Differenzierungsmöglichkeiten des Funktionstests generell bei Rollstuhlsportlern ohne Armschaden zeigen. Die Aufgliederung der Stichprobe in komplette Läsionen und unsystematische Schädigungen ist dazu notwendig. Weiterhin können die Ergebnisse der Untersuchung mit der gegenwärtigen Klassifizierung der Probanden nach den ISMG-Regeln verglichen werden. Von besonderem Interesse ist dabei der Vergleich bei den inkompletten Läsionen und den Poliogelähmten. Die von YEO bei der medizinischen Ausschuß-Sitzung vom 22. Juli 1974 geforderte Untersuchung der Schadensklasse IV der ISMG, kann bereits hier erfolgen. Das Gleiche kann aber auch für die anderen Schadensklassen gelten.

Als Untersuchungspersonen wurden eine völlig heterogene Gruppe von Rollstuhlsportlern beiderlei Geschlechts gewählt, die als repräsentativ für den Bereich der Bundesrepublik Deutschland gelten kann. Unter den Probanden sind die erwachsenen Mitglieder des RSC Köln, ältere Mitglieder der Versehrtensport-Gemeinschaften aus Koblenz, Bochum und Duisburg, die gut trainierten Mitglieder der deutschen Damen- und Herren-Basketballmannschaft und die jüngeren Rollstuhlsportler des Internats für Körperbehinderte in Hess. Lichtenau.

Zur Absicherung der Schadensangaben der Probanden und in den medizinischen Gesundheitspässen und medizinischen Ausweisen der ISMG, wurden die neurologischen und funktionell-anatomischen Kriterien, wie sie unter Abschnitt 4.2.1 beschrieben sind, angewandt. Die Bewertung der Testaufgaben nahmen zwei unabhängige Beobachter vor.

Tabelle 7. Lebensdaten, Art der Schäden und Sekundär-Schädigungen einer Stichprobe von Rollstuhlsportlern ohne Armschaden der Bundesrepublik Deutschland

Lebensdaten		Schaden		Sonstiges Sekundär-Schäden	
Geburtsjahr	$m_{183} = 1944{,}2$	Querschnittgelähmte komplett	109	Kontrakturen	19
	$s = 6{,}46$	Querschnittgelähmte inkomplett	42	Spastik	20
Jahr der Behinderung	$m_{183} = 1964{,}6$	Poliogelähmte	23	Amputation	2
	$s = 4{,}58$	Amputierte	5	Beinschienen	15
		Spina bifida	(4)	Sonstiges	3
		Sonstiges	4		

Tabelle 8. Verteilung der Schäden der Stichprobe auf die durch den Funktionstest differenzierten Klassen

Klassen	n_{ges}	$QGL_{kom.}$	$QGL_{inkom.}$	Poliogelähmte	Amputation	Sonstige
I	33	33	—	—	—	—
II	26	22	—	3	1	—
III	41	37	—	4	—	—
IV	46	17	25	6	—	—
V	37	—	17	10	4	4
N_{ges}	183	109 (59%)	42 (23%)	23 (12,5%)	5 (2,7%)	4 (2,2%)

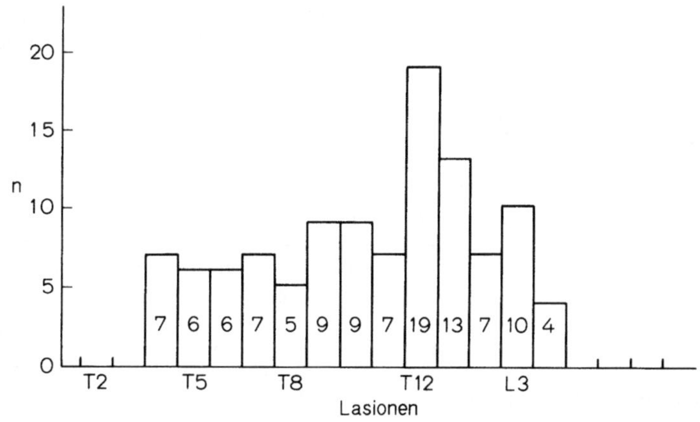

Abb. 32. Die Verteilung von 109 Querschnittgelähmten mit einer kompletten Läsion nach den Läsionshöhen

Tabelle 9. Die Verteilung typischer Rumpffunktionen von 109 Querschnittgelähmten mit kompletten Läsionen unterschiedlicher Höhe, sowie mögliche Ursachen für die Abweichungen von den charakteristischen Grenzen der definierten Klassen

Klasse	Funktionsmerkmal Testausführung	Läsions-bereich	n	Abwei-chungen	Toleranz-bereich	Ursachen
I_r [a]	Rumpftorsion und Sitzstabilität negativ Testaufgabe 1_e negativ	T2 – T8	33	2 (2 T9)	T2 – T9	—
II_r	Rumpftorsion und Sitzstabilität positiv Testaufgabe 1_e positiv	T9 – T11	22	5 (3 T12) (1 L1) (1 L3)	T9 – L3	1 Amputation (L1) 1 Rückenmuskelverletzung (L3)
III_r	Rumpfzusammenschluß Rumpfbewegung dorsal Testaufgabe 2_e positiv	T12 – L2	37	6 (3 T10) (3 T11)	T10 – L2	3 Kontrakturen 1 Spastik 1 Skoliose
IV_r	Rumpfbewegung, Sitzstabilität ventral Testaufgabe 3_e positiv	L3 – L5	17	5 (3 T12) (2 L1)	T12 – L5	4 Kontrakturen 1 Spastik
V_r	Rumpfbewegung, Sitzstabilität frontal Testaufgabe 4_e positiv	S1 – S2 [b]	0	—	—	—

[a] Die durch die vier Testaufgaben differenzierten fünf Klassen werden mit den römischen Ziffern I bis V und dem Index r (revidiert) gekennzeichnet.

[b] Der Läsionsbereich wurde auf Grund mechanischer Überlegungen angenommen. Für die Überprüfung fehlten entsprechende Querschnittlähmungen.

4.4.2. Ergebnisse der Untersuchung

Den Vergleich der hier definierten Klasseneinteilung mit der ISMG-Schadensklassifizierung zeigt eine Verteilung der 183 Rollstuhlsportler ohne Armschaden in den Tabellen 10 bis 12.

4.4.3. Diskussion der Ergebnisse

Im Rollstuhlsport in der Bundesrepublik Deutschland überwiegen die Querschnittgelähmten mit kompletten und inkompletten Läsionen. Der Anteil von 23% der Querschnittgelähmten mit inkompletten Scha-

Tabelle 10. Die Verteilung der Rumpffunktionen der Rollstuhlsportler auf die Schadensklassen der ISMG

revidierte Klassen	ISMG-Schadensklassen II	III	IV	V	VI	n
I_r	**19**	14	—	—	—	33
II_r	1	**15**	9	1	—	26
III_r	—	7	**34**	—	—	41
IV_r	—	2	35	**9**	—	46
V_r	—	—	3	12	**22**	37
n	20	38	81	22	22	183

nachteilige Abweichungen	24 (13%)
vorteilhafte Abweichungen	60 (32,7%)
Übereinstimmungen	99 (54,3%)

Tabelle 11. Verteilung der Querschnittgelähmten mit kompletten Läsionen und unterschiedlichen Rumpffunktionen auf die Schadensklassen der ISMG

revidierte Klassen	ISMG-Schadensklassen II	III	IV	V	VI	n
I_r	**19**	14	—	—	—	33
II_r	1	**12**	9	—	—	22
III_r	—	6	**31**	—	—	37
IV_r	—	—	16	1	—	17
V_r	—	—	—	—	—	0
n	20	32	56	1	0	109

nachteilige Abweichungen	23 (21%)
vorteilhafte Abweichungen	23 (21%)
Übereinstimmungen	63 (58%)

Tabelle 12. Verteilung der Rollstuhlsportler mit nichtsystematischen Schäden auf die Schadensklassen der ISMG

revidierte Klassen	ISMG-Schadensklassen II	III	IV	V	VI	n
I_r	—	—	—	—	—	0
II_r	—	**3**	—	1	—	4
III_r	—	1	**3**	—	—	4
IV_r	—	2	19	**8**	—	29
V_r	—	—	3	12	**22**	37
n	0	6	25	21	22	74

nachteilige Abweichungen	1 (1,3%)
vorteilhafte Abweichungen	37 (50%)
Übereinstimmungen	36 (48,7%)

densmustern entspricht etwa den Angaben von GUTTMANN (1973), der 3000 Fälle auf ihre Schadenshöhe untesuchte. Der geringe Anteil der Poliogelähmten (12,5%) und das absolute Fehlen von Zerebralparetikern mit guten Armen ist typisch für die Schadenszusammensetzung im Rollstuhlsport in Deutschland. Der sogenannte „Gelähmtensport“ wurde zuerst an den Unfallkliniken für Querschnittgelähmte eingeführt. Diese Schadensgruppe stellt bis heute den größten Anteil bei den Rollstuhlsportlern (83%). Die Gehbehinderten im allgemeinen und die Amputierten sind im Rollstuhlsport kaum vertreten. Der Rollstuhl hat sich als Sportgerät noch nicht durchgesetzt.

Bei dem hohen Anteil an kompletten Querschnittlähmungen (59%) kommt den Klassengrenzen der ermittelten Klassen eine ganz besondere Bedeutung zu. Die Angabe einer genauen Rückenmarkläsion sollte aber nicht als verbindlich gesehen werden. Sie ermöglichen eine ökonomische Durchführung des Tests, helfen Täuschungsversuche auszuschließen, wenn die ungefähren funktionellen Möglichkeiten durch die Läsionshöhe abgeschätzt werden können. Auf diesen Sachverhalt wird in einem späteren Kapitel noch besonders eingegangen.

Bemerkenswert ist weiterhin der geringe Anteil von inkompletten Lähmungen in den Klassen I_r, II_r und III_r und das Fehlen von Poliogelähmten in der Klasse I_r. Auch die statistische Auswertung von GUTTMANN über die 3000 Querschnittgelähmten bestätigt den geringen Anteil der inkompletten Läsionen in den oberen und mittleren thorakalen Abschnitten. Die inkompletten Fälle werden auf Grund des verbliebenen Muskelstatus in eine funktionell bessere Schadensklasse eingeordnet. Die Verteilung der Behinderten auf die ISMG-Schadensklassen, die 1972 an den Gelähmtenspielen in Heidelberg teilnahmen, bestätigen die Ergebnisse. In der Schadensklasse II der ISMG sind keine Poliogelähmte vertreten, in der Schadensklasse III findet man sie vereinzelt. In der Schadensklasse IV beträgt der Anteil schon 50% und in den Schadensklassen V

und VI stellen sie die meisten Teilnehmer (anonym 1, 1972).
Bei dieser Verteilung der Poliogelähmten kommt der Sensibilität praktisch nur in der Klasse III_r (T9 – T11) eine Bedeutung zu, falls man rein hypothetisch einen Einfluß auf die Bewegungsleistungen annimmt. Die Testaufgabe 1_e integriert automatisch die möglichen Vorteile der Sensibilität. Läsionen, die tiefer liegen als T12, sparen nur Teile der Beinsensibilität aus.
Die Ergebnisse der biomechanischen Analyse über die Rumpffunktionen konnten durch die verbesserten Testaufgaben voll bestätigt werden. Die 16,7% Abweichungen von den definierten Grenzen für die Ausführung der elementaren Rumpffunktionen konnte nicht nur auf mögliche Mängel in der Schadensbestimmung zurückgeführt werden.
In 12 von 18 Fällen konnte eine logische Ursache für die funktionellen Abweichungen ermittelt werden (Hüftkontrakturen, Spastik, Tuberschienen, Amputation der unteren Gliedmaßen und Haltungsveränderungen; s. Tabelle 9). Wie gut die Grenzen übereinstimmen, zeigen folgende Teilergebnisse: sieben von neun T9-Läsionen führten die Testaufgabe 1_e positiv aus, 16 von 19 T12-Läsionen die Testaufgabe 2_e und neun von zehn L3-Läsionen die Testaufgabe 3_e. Für die Testaufgabe 4_e konnten auch hier keine adäquaten Querschnittgelähmten gefunden werden. Tabelle 10 und 12 zeigen jedoch, daß immerhin 37 Rollstuhlsportler mit einem heterogenen Schadensbild die Testaufgabe 4_e positiv ausführten. Damit kann diese Aufgabe als wertvolles Meßinstrument für die Rumpfseitbeuge und die Klassifizierung der Rollstuhlsportler gelten.
Zieht man die Lebensdaten der Behinderten in Tabelle 7 heran, so ist die Ausführung der Testaufgaben auch hier vom Alter der Probanden unabhängig. Abweichungen in den Testergebnissen, die auf einen unterschiedlichen Trainingszustand zurückzuführen wären, wurden nicht festgestellt. Die Ergebnisse des Vortests konnten eindeutig bestätigt werden (Abschnitt 4.2).
Der Vergleich der erarbeiteten Klassen mit den Schadensklassen der ISMG mit Hilfe der Rumpffunktionen von 183 Rollstuhlsportlern zeigte die *Inhomogenität der Klassen III, IV und V der ISMG.* Obwohl eine endgültige Validitätsprüfung der Testaufgaben und der ermittelten Klassen noch aussteht, muß allein auf Grund von sachlogischen Argumenten die Schadensklassifizierung der ISMG als völlig unzureichend charakterisiert werden. In der Schadensklasse IV der ISMG sind Rollstuhlsportler vereinigt, die drei verschiedenen Funktionsebenen des Rumpfes angehören. Dies läßt sich nicht nur an den Läsionsgrenzen feststellen, sondern vor allem am Vergleich mit den ermittelten Rumpffunktionen, wie Tabelle 10 zeigt. Die Klasse V der ISMG ist ähnlich inhomogen besetzt, wenn man bedenkt, daß 13 von 22 Probanden funktionell eindeutig von einander abweichen.
Eine Klassifizierung, bei der 42% der Querschnittgelähmten mit kompletten Läsionen und sogar 51,3% der Behinderten ohne ein klares Schadensbild unterschiedliche Rumpffunktionen in einer Klasse zeigen, kann keinen Gültigkeitsanspruch für den Wettkampf im Rollstuhlsport erheben. Die Behinderten mit den nichtsystematischen Schäden wurden dabei zu 50% in Klassen eingeordnet, in denen sie funktionelle Vorteile besitzen. Bei den Behinderten mit kompletten Läsionen sind es je 21%, die Vorteile und Nachteile in ihrer Klasse erwarten müssen. Ein Vorteil, der den Poliogelähmten zugeschrieben wird, könnte in der für die Querschnittgelähmten mit kompletten Läsionen sehr nachteiligen Klassifizierung liegen (Tabellen 11 und 12).

4.5. Zusammenfassung

1. Die vier ausgewählten Testaufgaben wurden beschrieben und durch Phasen-Bilder veranschaulicht. Die Instruktion der Testpersonen wurde möglichst knapp und eindeutig versucht. Sie enthält optische (Demonstration) und verbale Informationen.

Bei der Bewertung wurden Kriterien für die Grenzfälle zwischen den Klassen erarbeitet. Zusätzlich wurden bei der Bewertung Verhaltensformen beschrieben, die Täuschungsversuche erkennen lassen.

2. Die vier ausgewählten Testaufgaben konnten an einer Stichprobe von 109 Querschnittgelähmten mit kompletten Läsionen und Behinderten der Schadensklassen V und VI der ISMG bestätigt werden. Die zusätzliche Anwendung der Testaufgaben an 74 Rollstuhlsportlern mit heterogenen Schadensbildern bestätigte auch ihre Eignung zur Differenzierung dieser Behindertengruppe.
3. Die vier Testaufgaben ermöglichen die Zuordnung aller Rollstuhlsportler ohne Armschaden zu maximal fünf Klassen. Die fünfte Klasse kommt bei vier Testaufgaben dadurch zustande, daß die Rollstuhlsportler, die keine der vier Testaufgaben ausführen können, eine eigene Klasse, die Klasse I_r, bilden.
4. Bei der Anwendung der vier Testaufgaben an insgesamt 183 Rollstuhlsportlern ohne Armschaden mit unterschiedlichsten Schädigungen, und großer Streuung in der Altersverteilung konnte keine Abweichung in der Folge der Testaufgaben festgestellt werden. Die leichteren Testaufgaben wurden von allen Mitgliedern einer Klasse stets positiv ausgeführt.
5. Die Konsistenz und die Trennschärfe der Testaufgaben ist relativ hoch, wie an Querschnittgelähmten mit kompletten Läsionen gezeigt werden konnte. Die aus medizinischer Sicht nachteiligen Sekundärschädigungen, wie Kontrakturen und Spastik (nicht klonisch), ergeben häufig einen funktionellen Vorteil. Auch die orthopädischen Hilfsmittel können die Rumpffunktionen im Rollstuhl verbessern, wie am Beispiel der Beinschienen gezeigt werden konnte. Dagegen schränken Amputationen der unteren Gliedmaßen und zum Teil ein leptosomer Körperbau die Rumpffunktionen im Rollstuhl ein.
6. Die Abgrenzung der fünf revidierten Klassen kann wegen der möglichen Abweichungen auch bei komplett Gelähmten nicht durch die Angabe der Läsionsgrenzen verbindlich vorgenommen werden. Die genaue Kenntnis des Schadensbildes kann allerdings die funktionellen Möglichkeiten abschätzen helfen und mögliche Täuschungsversuche erkennen.
7. Die Verteilung der unterschiedlichen Behinderungen auf die einzelnen Klassen hat gezeigt, daß die Sensibilität der Poliogelähmten nicht den einzigen Grund für ihre Überlegenheit gegenüber den Querschnittgelähmten darstellt. Die Poliogelähmten sind überwiegend in den Klassen der leichter Behinderten eingruppiert (ISMG-Schadensklassen IV, V und VI). Die Sensibilitätsausfälle der Querschnittgelähmten sind in diesen Klassen nicht so ausgedehnt, daß sie sich so stark auf die Leistungsfähigkeit auswirken könnten.
8. Die Überprüfung der Rumpffunktionen der 183 Behinderten, die durch die ISMG-Schadensklassifizierung eingruppiert sind, zeigt die große Inhomogenität der bestehenden Schadensklassen. Vor allem die Schadensklassen III, IV und V der ISMG erfassen Rollstuhlsportler, die teilweise drei verschiedenen funktionellen Gruppen angehören. Insgesamt wurden bei den komplett Querschnittgelähmten 42% und bei den Nichtsystematisch-Geschädigten 51,3% funktionelle Abweichungen in der Klassifizierung gefunden.
9. Die 109 Rollstuhlsportler mit kompletten Läsionen wurden zu gleichen Teilen von je 21% vorteilhaft und nachteilig klassifiziert. Die 74 Behinderten mit nichtsystematischen Schäden wurden dagegen zu 50% vorteilhaft und nur ein Behinderter nachteilig eingestuft. Dieser Tatbestand kann die Vermutung erhärten, daß die Poliogelähmten und auch einige inkomplett Querschnittgelähmte ihre Überlegenheit im Wettkampf zum Teil durch eine für sie günstige Eingruppierung erhalten.

5. Die Gültigkeit des Funktionstests und der Klassen für die einzelnen Disziplinen im Rollstuhlsport

Die Aufteilung in Klassen ist im Rollstuhlsport nicht für alle Sportarten notwendig und sinnvoll. Bei Sportarten wie Bogenschießen, Bowls, Gewichtheben und Snooker sind von den Bewegungsabläufen her gesehen nur geringe Beeinträchtigungen der oberen Extremitäten durch fehlende Rumpffunktionen gegeben, da der Rumpf eine mehr passive Funktion hat. Die notwendige Sitzstabilität bzw. Fixierung des Schultergürtels wird durch die Rückenlehne des Rollstuhls, die Bank (beim Gewichtheben) und dem freien Arm bei einhändig ausgeübten Disziplinen erreicht.

Bei der geringen Zahl von Wettkämpfern in einzelnen Disziplinen, die beim Gewichtheben z. B. noch durch die Gewichtsklassen aufgesplittert sind, würde eine zu differenzierte Klassenbildung den Leistungsvergleich unmöglich machen. Prinzipiell muß bei der Klassenbildung folgendes beachtet werden:

1. *In einer Sportart oder Disziplin sollen nur so wenig Klassen wie notwendig gebildet werden.*
2. *Die Anzahl der Klassen muß noch den direkten Leistungsvergleich gewährleisten* (STROHKENDL, 1974).

Von den Grundfunktionen des Rumpfes ausgehend können folgende Sportarten genannt werden, bei denen sie eine mehr oder weniger große Bedeutung erlangen können: Basketball, Fechten, Diskuswerfen, Kugelstoßen, Speerwerfen, Rollstuhlfahren, Tischtennis.

Die Bestimmung der Funktionsbeeinträchtigung der Behinderten mit unterschiedlichen Rumpffunktionen in den genannten Disziplinen kann auf zweierlei Art erfolgen:

1. Die ausgeführten Bewegungen in den einzelnen Disziplinen werden biomechanisch beurteilt.
2. Die genau meßbaren Leistungen in einzelnen Disziplinen ermöglichen einen Vergleich zwischen den Gruppen jeweils unterschiedlicher Rumpffunktionen.

Die zweite Möglichkeit kommt nur für die Disziplinen Rollstuhlfahren, Diskuswerfen, Kugelstoßen und Speerwerfen in Frage. Die Überprüfung wird nicht auf alle Rollstuhlsportler zu beziehen sein, da der Funktionstest in der Praxis noch nicht zur Anwendung kommt. Einen Ausweg ermöglichen die Rollstuhlsportler mit einer kompletten Rükkenmarkläsion. Die funktionelle Beeinträchtigung dieser Schadensgruppe ist trotz der Schwierigkeiten bei der Schadensbestimmung und anderer leistungsbestimmender Faktoren noch hinreichend genau abzuschätzen; d. h., die elementaren Grundfunktionen lassen sich auf relativ genau abgegrenzte Läsionsgruppen beziehen.

Der Vergleich der sportlichen Leistungen der komplett Querschnittgelähmten kann gleichzeitig als Außenkriterium für den Funktionstest gelten. Mit ihm läßt sich die Validität evtl. zahlenmäßig ausdrücken.

5.1. Die biomechanische Beurteilung der Funktionsbeeinträchtigung der Rollstuhlsportler in den einzelnen Disziplinen

Eine sehr wesentliche Kompensationsmöglichkeit für die Bewegungen im Rollstuhl wurde durch den Funktionstest nicht erfaßt.

Vor allem der schwerer Behinderte verbessert die Genauigkeit und Weite der Rumpf- und Armbewegungen durch Halten, Stützen und Ziehen mit dem freien Arm an den Oberschenkeln, dem Sitz und der Rückenlehne des Rollstuhls. Die Aufteilung der Sportarten und Disziplinen in solche, die mit einem Arm und zwei Armen ausgeübt werden, erscheint deshalb sinnvoll. Das Rollstuhlfahren und zum größten Teil das Basketballspiel beanspruchen beide Arme gleichzeitig. Die Sportarten Tischtennis, Fechten, Kugelstoßen, Diskuswerfen und Speerwerfen werden mit einem Arm ausgeführt. Der „freie Arm" wird bei den zuletzt genannten Sportarten in recht unterschiedlicher Weise zur Leistungsverbesserung eingesetzt. Die biomechanische Analyse der Sportarten wird darauf eingehen.

5.1.1. Das Rollstuhlfahren

Die Bewegungen beim Rollstuhlfahren lassen sich nicht ohne eine Beschreibung des Rollstuhles beurteilen. Ein beweglicher Rollstuhl muß folgende Eigenschaften besitzen: geringer Fahrwiderstand, Wendigkeit beim Starten, Drehen und Bremsen. Geht man vom normalen Faltfahrer aus, wie er in den Stoke Mandeville Rules gefordert wird, so hängen die Fahreigenschaften von folgenden Faktoren ab:

1. Der Massenverteilung des Rollstuhls und des Insassen bezüglich des Schwerpunkts, des Antriebspunktes und des Drehpunktes,
2. dem Reibungswiderstand der Räder, und
3. der Kraftübertragung der Arme auf die Räder.

Ideal wäre ein Rollstuhl zu nennen, bei dem Schwerpunkt, Drehpunkt und Antriebspunkt zusammenfallen und die Massen möglichst nahe um den Punkt verteilt sind. Diese Forderung läßt sich bei einem Faltfahrer jedoch nicht verwirklichen. Die Arme, die an den Greifreifen den Rollstuhl bewegen, befänden sich in diesem Fall in einer ungünstigen Schubposition; d. h., die Räder würden zu weit nach oben ragen. Der günstigste Abstand der Greifreifen zu den Armen besteht dann, wenn bei normalem Sitz die Ellenbogen bei rechtwinkelig gebeugten Armen die Antriebsräder berühren. Bei dieser Körperhaltung liegt der Schwerpunkt der Einheit Rollstuhl und Rollstuhlfahrer höher als der Antriebspunkt der Räder. Damit der Fahrer nicht nach hinten kippt und beim Starten ein ungünstiger Drehimpuls wirkt, muß die Achse des Antriebsrades nach hinten versetzt werden. Diese notwendige mechanische Veränderung rückt aber auch den Drehpunkt des Rollstuhls vom Schwerpunkt weg und verschlechtert damit das Drehen und Lenken des Rollstuhls. Bei der Rollstuhlkonstruktion muß man den Abstand vom Schwerpunkt zum Antriebspunkt und Drehpunkt so klein wie möglich halten. Das notwendige Zurücknehmen der Antriebsräder hat noch einen weiteren Nachteil. Die kleinen Vorderräder, die einen Nachlauf besitzen, werden stärker belastet und damit der Reibungswiderstand erhöht (STROHKENDL, 1973).

Ein Rollstuhlfahrer kann die Möglichkeiten des Rollstuhls am besten nutzen und die entstehenden Nachteile kompensieren, wenn er durch die Rumpfbewegungen den Schwerpunkt in eine günstige Lage zum Antriebs- und Drehpunkt bringen kann. Beim Starten wird der Rumpf nach vorn gebeugt. So kann das bestehende Drehmoment befriedigend kompensiert werden. Beim Drehen wird der Rumpf nach hinten gebeugt, um die Masse gleichmäßiger um den Drehpunkt zu verteilen. In beiden Fällen können also die äußeren Kräfte optimaler zum Schwerpunkt hin wirken.

Beim Schieben der Arme an den Antriebsrädern hängt der Impuls von der Länge des Antriebsweges bzw. der Zeit der Kraftwirkung und dem Kraftmaß ab. Der Rumpf vermag durch geringe Mitbewegung den Weg der Krafteinwirkung zu verlängern. Von größerer Bedeutung ist jedoch die Rumpffixierung, die das kräftige Abstoßen der Arme ermöglicht und damit die Reaktionskräfte, die auf den Rumpf und indirekt auf den Rollstuhl wirken, kompensiert. Be-

Tabelle 13. Einschränkung der Bewegungsfertigkeiten des Baskettballspiels im Rollstuhl in den einzelnen Klassen

	Rollstuhlfahren	Ballerkämpfen	Korbwerfen	Weitwerfen	Dribbling
Kl. I_r	Keine Rumpffixierung und aktive Rumpfmitbewegung: Vorderräder heben beim Start ab. Oberkörper gibt beim Schub nach hinten nach. Die hohe Rückenlehne behindert beim Drehen u. Bremsen.	Keine Sitzstabilität, eingeschränkte Bewegungsweite der Arme: Das Fangen und Greifen des Balls mit beiden Händen ist nur im normalen Sitz möglich. Eine Hand sichert die Bewegungen des Rumpfes.	Keine Ausgleichsbewegungen d. Rumpfes in den drei Bewegungsebenen, Einschränkung beim Korbleger; geringe Kompensation durch die Wurftechnik (Drehen des Balls).	Keine Rumpffixierung u. Rumpfmitbewegung: Die Wurfweite u. die Zielgenauigkeit sind eingeschränkt. Der Ball kann nicht aus allen Lagen geworfen werden.	Nur die eine Form des Dribblings mit Auflegen des Balls auf den Schoß ist möglich. Die Ballsicherung und die Bewegung von Ort sind erschwert; bei Ballbesitz besteht nur geringe Eigeninitiative.
Kl. II_r	Befriedigende Rumpffixierung, geringe Schwerpunktverlagerung des Rumpfes in der Sagittalebene, Starten, Drehen und Bremsen sind eingeschränkt.	Die vorhandene Sitzstabilität genügt nicht beim Greifen und Fangen des Balls gegen Widerstand. Eine Hand sichert die Sitzstabilität.	Im Vergleich zu Kl. I ist die Torsion des Rumpfes verbessert. Kompensation der Einschränkungen wie bei Klasse I.	Die bessere Torsion und Sitzstabilität führen zu geringen Funktionsverbesserungen im Vergleich zu Klasse I.	Ausführung der Technik wie bei Kl. I. Die Ballsicherung fällt durch die bessere Sitzstabilität und Rumpftorsion besser aus.
Kl. III_r	Gute Rumpffixierung, verbesserte Schwerpunktverlagerung nach hinten. Vollständige Kompensation der Reaktionskräfte beim Anschub. Der schnelle Start ist eingeschränkt.	Rumpffixierung, gute Sitzstabilität und Torsion des Rumpfes ermöglichen ein besseres Fangen und Greifen des Balls gegen Widerstand.	Verbesserte Zielgenauigkeit d. die Torsion des Rumpfes. Korrekturbewegungen in der Sagittalebene und Frontalebene sind nicht möglich.	Keine optimale Bewegungsweite und Zielgenauigkeit durch die fehlenden Ausgleichsbewegungen in der Sagittal- u. Frontalebene.	Gute Ballsicherung durch die Torsion des Rumpfes. Das fortlaufende Dribbling ist beim Start eingeschränkt.
Kl. IV_r	Ohne Einschränkungen möglich.	Greifen und Fangen des Balls sind nur in der Frontalebene eingeschränkt.	Nur geringe Einschränkungen durch die fehlende Seitbeweglichkeit im Rollstuhl.	Einschränkung bei Ausgleichsbewegungen in der Frontalebene.	Nur bei Manndeckung zeigen sich Unterschiede zur Klasse IV.
Kl. V_r	Ohne Einschränkung.	Ohne Einschränkung.	Ohne Einschränkung.	Ohne Einschränkung.	Ohne Einschränkung.

Tabelle 14. Auswirkungen der fehlenden Rumpffunktionen der Rollstuhlsportler der einzelnen Klassen auf die Bewegungsfertigkeiten und die Spielleistung im Basketball

Klassen	Rollstuhl-fahren	Baller-kämpfen	Korb-werfen	Weit-werfen	Dribb-ling	Einschränkung gesamt
I_r	4	5	4	4	5	44
II_r	3	4	3	3	4	34
III_r	2	3	2	2	3	24
IV_r	0	2	1	1	1	9
V_r	0	0	0	0	0	0
Gewicht.-faktor	4	3	1	1	1	

sonders effektiv für das Rollstuhlfahren ist die fixierte Rumpfvorbeuge in etwa 60° zur Sitzfläche. In dieser Stellung können die Arme eine große Strecke der Antriebsräder erreichen und der Schwerpunkt liegt relativ günstig zum Antriebspunkt.

Setzt man die erforderlichen Rumpffunktionen für eine optimale Rollstuhlhandhabung und Rollstuhlanpassung in Beziehung zu den Funktionsausfällen der Rollstuhlsportler, so kann bei den verschiedenen Lähmungshöhen eine große Funktionsbeeinträchtigung abgeschätzt werden. Sie reicht von der mangelnden Schwerpunktverlagerung des Rumpfes bis zur ungünstigen Kompensation der Reaktionskräfte, die beim Armschub auftreten. Bewegungen in der Frontalebene und Horizontalebene sind nicht erforderlich. Damit zeichnet sich eine Reduzierung der Klassen im Schnellfahren und im Slalomfahren ab, d. h., die Bewegungen oder Lageveränderungen des Rumpfes in der Sagittalebene sind hinreichend für eine optimale Handhabung des Rollstuhls.

5.1.2. Das Rollstuhl-Basketballspiel

Die Funktionsbeeinträchtigungen von Rollstuhlsportlern im Basketballspiel werden an folgenden Bewegungsfertigkeiten sichtbar (Strohkendl, 1974):

Rollstuhlfahren, Ballerkämpfen (plus Fangen von ungenau geworfenen Bällen und Ballaufheben), Korbwerfen, Ballweitwerfen und Dribbling. Tabelle 13 verdeutlicht den Zusammenhang zwischen den Bewegungsfertigkeiten und den definierten Klassen.

Die Einschränkungen, die die Bewegungsfertigkeiten des Basketballspiels im Rollstuhl in den einzelnen Klassen erfahren, lassen sich durch eine Ratingskala, die von null bis fünf reicht, in einen Zahlenwert transformieren. Die Gewichtung der einzelnen Bewegungsfertigkeiten untereinander erfolgt durch einen Faktor. Die tatsächliche Einschränkung der Mitglieder einer Klasse für das Basketballspiel im Rollstuhl läßt sich aus der Summe der Produkte von Ratingwerten und Gewichtungsfaktoren ermitteln. Tabelle 14 zeigt die Transformation der Tabelle 13 in die Ratingwerte und den Gewichtungsfaktor der einzelnen Bewegungsfertigkeiten.

Die Bewertung der Spielleistung der Behinderten im Rollstuhlbasketball erhebt keinen absoluten Anspruch auf Gültigkeit. Folgt man dennoch den oben aufgeführten Zahlenwerten für die einzelnen Klassen, so muß von großen Leistungsunterschieden ausgegangen werden. Eine Zusammensetzung der Basketballmannschaft mit Spielern aus allen fünf Klassen gewährleistet keine befriedigende Spielbeteiligung für die Schwerstbehinderten [23].

[23] Rieder (1972) schreibt zur Organisation der Mannschaften unter dem Aspekt der Motivation: „Das Spiel lebt von der annähernden Gleichwertigkeit der Akteure und Mannschaften." „Besser sind ... gleichrangige Gruppen, selbst wenn die schlechtere nur ein niedriges Spielniveau erreicht."

Die von STROHKENDL (1974) vorgeschlagene Trennung der Brustmarkgelähmten und allen vergleichbar Behinderten von den weniger geschädigten Rollstuhlbasketballern kann nach den Ergebnissen, wie sie in Tabelle 14 stehen, etwas spezifischer bestimmt werden. Die Aufteilung der Rollstuhlbasketballer bietet sich in zwei Gruppen folgendermaßen an:
Mannschaft A: Behinderte aus den Klassen I_r, II_r und III_r,
Mannschaft B: Behinderte aus den Klassen IV_r und V_r.
Damit nicht eine erneute Konzentration bei der Mannschaftszusammensetzung auf die weniger Behinderten erfolgt, sollte für die Mannschaften aus der Gruppe A die 11-Punkte-Regel gelten und für die Mannschaften aus der Gruppe B die 8-Punkte-Regel. Die beiden Regeln sagen aus: Bewertet man die Spieler der Gruppe A und den Schadensklassen I_r, II_r, III_r mit 1, 2 und 3 Punkten, und entsprechend die Spieler der Gruppe B aus den Schadensklassen IV_r und V_r mit 1 und 2 Punkten, so darf die Summe der Punkte aller fünf Feldspieler bei der Gruppe A 11 Punkte nicht überschreiten und bei der Gruppe B 8 Punkte. Diese Aufteilung der Behinderten ermöglicht die Zusammensetzung von relativ homogenen Mannschaften, die eine größere Spielbeteiligung und ein befriedigendes Spielergebnis auch dem Schwerbehinderten ermöglichen (s. Spielkriterien bei HILMER, 1969; RIEDER, 1972; SCHEUERL, 1968).

5.1.3. Das Fechten

Das Fechten wird bei den Nichtbehinderten mit den drei Waffenarten, Florett, Säbel und Degen ausgeübt. Da der Rollstuhl des Behinderten fixiert ist, kommt der Rumpfvorbeuge und der Rumpfrückbeuge in der Sagittalebene eine besondere Bedeutung zu. Sie vergrößert die Reichweite beim Angriff und den Abstand vom Gegner in der Abwehr ganz erheblich. Beim Florett und Säbelfechten kann eine gute Rumpffixierung mehr funktionelle Vorteile ergeben als beim

Tabelle 15. Die Klassifizierung für das Fechten

Klassen	Klassenbreite für komplette Läsionen	charakteristische Funktion
I_r	T2 – T8	mangelnde Sitzstabilität
II_r	T9 – L2	Rumpffixierung
III_r	L3 – S2	Rumpfvor- und Rumpfrückbeuge

Degenfechten. Das Ausweichen des Fechters zur Seite in der Frontalebene ist von geringerer Bedeutung, da die für das Treffen und Getroffenwerden wichtigere Reichweite nicht vergrößert werden kann und das Ziel relativ groß bleibt. Für das Fechten würde sich die in Tabelle 15 genannte Klassifizierung vom funktionellen Standpunkt aus gesehen anbieten.

5.1.4. Das Tischtennisspiel

Beim Tischtennisspiel ist die Bewegungsweite der Spielhand nach allen Richtungen für die Spielleistung von größter Wichtigkeit. Die Breite und Länge der Tischtennisplatte ist eigentlich auf den nichtbehinderten Fußgänger bezogen, der einen wesentlich größeren Aktionsradius hat. Dementsprechend kommt den Rumpfbewegungen nach allen Richtungen eine große Bedeutung zu. Der freie Arm kann nur teilweise die Rumpfbewegungen unterstützen, indem er durch Stützen, Schieben und Halten am Rollstuhl den Rumpf in verschiedene Positionen bringt. Er kann aber die notwendige Bewegungsgeschwindigkeit und Genauigkeit nicht kompensieren.

Tabelle 16. Die Klassifizierung für das Tischtennisspiel

Klassen	Klassenbreite für komplette Läsionen	charakteristische Rumpffunktion
I_r	T2 – T8	mangelnde Sitzstabilität
II_r	T9 – L2	gute Torsion
III_r	L3 – L5	Rumpfvor- und Rumpfrückbeuge
IV_r	S1 – S2	Rumpfseitbeuge

Echte Kraftleistungen, bei denen der Rumpf die Reaktionskräfte der oberen Extremitäten auffangen muß, entfallen bei dem geringen Gewicht des Schlägers und des Balls. Die Rumpffixierung und die dynamische Sitzstabilität werden dementsprechend weniger erforderlich sein. Eine Differenzierung zwischen den Grundfunktionen der Schadensklassen II_r und III_r ist also nicht erforderlich.

5.1.5. Die Wurfdisziplinen der Leichtathletik

Das Kugelstoßen, das Speerwerfen und das Diskuswerfen sind Kraftleistungen der oberen Extremitäten, deren Impuls auf die Wurfgeräte vor allem durch die Bewegungsweite des Rumpfes vergrößert werden kann. Die Größe der gerichteten Kraft hängt zudem von der Stabilität des Rumpfes ab, die die Reaktionskräfte des Wurfgerätes und der oberen Extremitäten auffangen kann. Die dynamische Sitzstabilität und die Ausgleichsbewegungen des Rumpfes sind wichtige Voraussetzungen für eine optimale Bewegungsleistung.

Die Beschreibung der üblichen Techniken bei den Wurfdisziplinen und bei den verschiedenen Behinderungen läßt die kompensatorischen Möglichkeiten des freien Armes besser abschätzen: Das Diskuswerfen erfolgt in der Horizontalebene. Der Einsatz der Oberschenkel und der Füße ermöglicht eine Vergrößerung der Bewegungsweite und eine gute Fixierung des Rumpfes. Die aktive Muskelkette zieht sich über die Hüftmuskeln zu den schrägen Bauchmuskeln und den Rückenmuskeln. Eine funktionelle Beeinträchtigung muß demnach in allen fünf definierten Klassen angenommen werden. Der freie Arm kann bei der Klasse I_r und II_r durch Halten und Ziehen an der Rückenlehne die Fixierung des Rumpfes und die Bewegungsweite beim Ausholen vergrößern.

Das Speerwerfen erfolgt bei Behinderten mit mangelnder Rumpfvorbeuge und Rumpfaufrichtung aus dem normalen Sitz in der Sagittalebene nach vorn. Die höhere Rückenlehne unterstützt dabei die Rumpffixierung. Sie fängt die Reaktionskräfte auf. Die freie Hand wird nicht eingesetzt, weil bei dieser Bewegung keine effektive Haltemöglichkeit besteht. Rumpfbewegliche Speerwerfer in der Hüfte bevorzugen den Wurf von schräg vorne nach schräg hinten über die Rückenlehne des Rollstuhls, damit der wuchtige Schwung des Oberkörpers besser abgefangen und die Bewegungsweite optimal genutzt werden kann. Der Impuls auf das Wurfgerät wird erheblich verbessert. Zusätzlich kann die freie Hand durch einen energischen Zug an der Rückenlehne aktiv eingesetzt werden. Der Leistungsunterschied wird vor allem zwischen den Behinderten deutlich, die die zwei Bewegungstechniken ausführen können.

Das Kugelstoßen erfolgt ähnlich wie das Speerwerfen. Der reinen Armkraft und der Unterstützung des freien Arms durch das Ziehen und Stemmen am Rollstuhl kommt eine größere Bedeutung zu. Deshalb bevorzugen häufig Wettkämpfer mit mangelnden Rumpffunktionen die Bewegung in der Frontalebene, um durch den Einsatz des freien Arms die Fixierung und Bewegung des Rumpfes zu verbessern. Die rumpfbeweglichen Sportler benutzen die gleiche Bewegungsführung wie beim Speerwerfen. Auch hier wird der Unterschied zwischen den Behinderten deutlich werden, die die beiden Techniken ausüben.

Die nachfolgende statistische Auswertung der sportlichen Leistungen von Querschnittgelähmten mit kompletten Läsionen in den leichtathletischen Disziplinen 100 m-Rollstuhlfahren, Diskuswerfen, Speerwerfen und Kugelstoßen vermag die angestellten Überlegungen zu verifizieren.

5.2. Vergleich der sportlichen Leistungen von Paraplegikern mit kompletten Rückenmarkläsionen in den leichtathletischen Disziplinen

Wie eingangs des Kapitels schon erwähnt, kann die Gültigkeit des Funktionstests für die leichtathletischen Disziplinen noch nicht durch den Vergleich der Leistungen aller Rollstuhlsportler bewiesen werden. Der Funktionstest wird in der Praxis noch nicht angewandt. In der Bundesrepublik Deutschland selbst kann keine genügend große Population erfaßt werden, die statistische Aussagen erlauben würde. Die Erfassung der international aktiven Rollstuhlsportler, die die Leichtathletik auch im Wettkampf ausüben, ließ sich organisatorisch nicht realisieren. Prinzipiell sollte diese Möglichkeit in der Zukunft angestrebt werden.

Die relativ gut zu beurteilenden funktionellen Möglichkeiten der Querschnittgelähmten mit kompletten Läsionen bieten auch hier einen Ausweg. Seit 1969 werden in Stoke Mandeville bei den jährlich stattfindenden Gelähmtenspielen die Wettkämpfer von einem erfahrenen Team von Ärzten einheitlich klassifiziert. Bei der sogenannten medizinischen Klassifikation wird unter anderem die Lähmungshöhe mit Hilfe der Sensibilitätsprüfung und dem Muskelstatus der Hüfte und der unteren Extremitäten genau bestimmt. Die Ergebnisse der Untersuchung werden in dem „Medizinischen Ausweis" eingetragen. Von jedem Wettkämpfer, der wenigstens einmal in Stoke Mandeville startete, liegt in einer Zentralkartei ein Exemplar des Ausweises vor. Aus dieser Kartei konnten 228 Querschnittgelähmte mit kompletten Läsionen ermittelt werden, die zumindest ein Ergebnis in einer der leichtathletischen Disziplinen aufwiesen. Durch die zusätzlichen Daten von Querschnittgelähmten in der BRD wurde eine Population von 305 Probanden erreicht.

In einer weiteren Erhebung wurden die Leichtathletik-Leistungen der Teilnehmer an den XXI. ISMG in Heidelberg 1972 herangezogen. Diese Gruppe von Sportlern hatte in Heidelberg ähnliche Leistungsbedingungen. Die Ergebnisse wurden von geschulten Kampfrichtern ermittelt. Der größte Teil der Wettkämpfer absolvierte vor den Spielen in Heidelberg eine Qualifikation. Im Durchschnitt konnte bei diesen Spielen ein höheres und homogeneres Leistungsniveau angenommen werden, als bei den jährlich stattfindenden Spielen in Stoke Mandeville. Zu den 110 Querschnittgelähmten mit kompletten Läsionen wurden alle Sportler der ISMG-Schadensklasse V zum Vergleich herangezogen, da für die Klasse V_r nicht genügend komplett Gelähmte zu ermitteln waren. Die Schadensklasse V der ISMG soll die potentiellen Möglichkeiten der Gehbehinderten im Rollstuhl deutlich machen.

Der Aussagewert der Erhebungen hängt von dem Leistungsniveau und dem Sportinteresse der Rollstuhlsportler ab. Die nachfolgende Darstellung über die Verhältnisse im Rollstuhlsport sind für die Diskussion der Ergebnisse von Bedeutung.

5.2.1. Sportinteresse und Trainingsverhalten von Rollstuhlsportlern

Bei der Durchsicht der Wettkampfergebnisse der ISMG fällt die große Streuung der Einzelleistungen und die geringe Spezialisierung der Wettkämpfer auf (anonym 1). Viele Behinderte starten in mehreren Disziplinen, die sehr unterschiedliche körperliche Eigenschaften erfordern. Die große Vielseitigkeit der Rollstuhlsportler schränkt den Trainingsaufwand pro ausgeübter Disziplin ein. Tabelle 17 dokumentiert nicht nur die Vielseitigkeit der Rollstuhlsportler in der Bundesrepublik Deutschland, sondern auch die große Streuung im Trainingsaufwand für die einzelnen Sportarten. Der größte Teil der

Tabelle 17. Trainingsaufwand für die verschiedenen Sportarten von 98 Rollstuhlsportlern aus der Bundesrepublik Deutschland, die an einer Leichtathletikveranstaltung in Ludwigshafen (1974) teilnahmen

Sportarten	Trainingsstunden/Woche 1–2	3–4	5–6	über 6	Summe
Leichtathletik	43	8	5	5	61
Schwimmen	26	4	0	0	30
Basketball	50	32	9	3	94
Tischtennis	13	4	1	1	19
Bogenschießen	10	2	9	3	24

Befragten wäre in die Kategorie der „Jedermann-Sportler“ einzuordnen.
Die Verhältnisse sind nicht in allen Ländern die gleichen. Die gleiche Befragung über den Trainingsaufwand für die einzelnen Disziplinen und Sportarten wurde an 25 ausländischen Spitzenathleten in Stoke Mandeville (1975) durchgeführt. Dabei konnte eine starke Spezialisierung auf zwei bis drei bewegungsverwandte Disziplinen und ein Trainingsaufwand bis zu 20 Stunden pro Woche ermittelt werden. Insgesamt ist die Zahl der Aktiven, die quantitativ und qualitativ optimal trainiert, gering. Im Wettbewerb verstärkt dieser Personenkreis die starke Streuung der Ergebnisse.
Trotz der großen Streuung der sportlichen Leistungen der Behinderten wurden die erfaßten Daten ausgewertet. Eine Korrelation der Leistungen von Behinderten mit unterschiedlichen Läsionshöhen und mögliche signifikante Zusammenhänge müssen unter den bestehenden Leistungsbedingungen kritisch beurteilt werden. Dennoch wird ein Vergleich der Mittelwerte versucht, der die Tendenzen des Leistungsvermögens von Querschnittgelähmten mit unterschiedlichen Lähmungshöhen veranschaulicht.

5.2.2. Datenerhebung und die Methodik der Auswertung

Wie bereits ausgeführt, wurden alle Wettkämpfer, die wenigstens einmal an den Gelähmtenspielen in Stoke Mandeville teilnahmen, von einem erfahrenen Team von Ärzten neurologisch und funktionell auf ihren Muskelstatus hin überprüft und entsprechend ihrer Läsionshöhe klassifiziert. Aus den Angaben über den Muskelstatus und der Sensibilitätsgrenze konnte geschlossen werden, daß die Festlegung einer eindeutigen Läsionsgrenze Schwierigkeiten bereitete. So wurde im Brustmarkbereich bevorzugt das erste nichtfunktionelle bzw. geschädigte Segment angegeben und im Lendenmarkbereich das erste funktionelle. Häufig stimmte der verbliebene Muskelstatus nicht mit der Läsionsstelle überein. Um eine gewisse Einheitlichkeit in der Datenerhebung zu schaffen, die für die Auswertung mit einem Computer geeignet ist, wurde folgende Absprache getroffen:
Die einzelnen Segmente, die zum Brustmark und Lendenmark gehören, wurden in der Folge vom T1-Segment beginnend durchnumeriert. Die jeweilige Zahl gibt das erste nichtfunktionelle bzw. geschädigte Segment an.
Für den Lendenmarkbereich konnten nur schwer komplette Läsionen gefunden werden. Vom Schadensbild her, das sich aus der Prüfung des Muskelstatus ergab, konnte ein Teil der Paraplegiker mit einer teilweise inkompletten Läsion einzelnen Segmenten zugeordnet werden. Folgende „Kennmuskeln“ (Tabelle 18) wurden dabei den verwendeten Nummern zugeordnet (s. Abschnitt 4.2.1).

Tabelle 18. Kennmuskeln für eine Einordnung von Querschnittgelähmten in funktionell unterschiedliche Gruppen

Nummer	Kennmuskel
14	M. iliopsoas
15	Mm. adductores
16	M. quadriceps
17	M. tibialis anterior

In die Stichprobe wurden nur solche Behinderten aufgenommen, die notwendig die Muskulatur aus den höher liegenden Segmenten besaßen. Muskeln mit der Kraftstufe 1 und 2 wurden bei der Bewertung nicht berücksichtigt. Zur Überprüfung der Läsionshöhe der Paraplegiker, die in der BRD erfaßt wurden, kam der Test zur Anwendung, wie er unter Abschnitt 4.2.1 dargestellt ist.
Aus der Vielzahl der Ergebnislisten, die bis zum März 1974 in Stoke Mandeville zu erhalten waren, wurden die besten Ergebnisse der erfaßten Sportler in folgenden Disziplinen registriert: 100 m-Rollstuhlfahren, Speerwerfen, Kugelstoßen, Diskuswerfen. Die Mittelwerte der Leistungen in den leichtathletischen Disziplinen wurden nicht für die einzelnen Läsionshöhen bestimmt. Dazu

war die Gesamtpopulation zu klein und unterschiedlich besetzt. Deshalb wurden die Behinderten mit ähnlichen Funktionseinschränkungen in Gruppen zusammengefaßt und in ihre Extreme aufgeteilt (Tabelle 27 und 28). Der Vergleich der Mittelwerte und der Standardabweichungen der verschiedenen Gruppierungen sollte gewisse Tendenzen der Leistungsfähigkeit bestimmter Funktionsgruppen deutlich machen. Durch die Aufstockung einer Gruppe durch Behinderte mit der nächst niedrigen Lähmungshöhe sollten durch den mehr oder weniger sprunghaften Anstieg oder Abfall des Mittelwertes mögliche Grenzen für die einzelnen Klassen erkannt werden.

Die Auswertung der erhobenen Daten erfolgte mit Hilfe von statistischen Programmen im Rechenzentrum der Universität Köln. Dabei wurde eine Häufigkeitsauszählung, die Berechnung der Mittelwerte und der Standardabweichungen verschiedener Gruppenkombinationen vorgenommen. Die Ermittlung der Abhängigkeitsmaße (Chi-Quadrat-Test und Kontingenzkoeffizient) wurde an einer Stichprobe von 263 Probanden in einer Voruntersuchung berechnet. Sie erbrachten, wie schon vermutet, nicht die notwendige Sicherheit, um sie ohne Bedenken für die Validitätsprüfung gelten zu lassen. Die Auswertung beschränkte sich deshalb auf einen optischen Vergleich der Mittelwerte und der Standardabweichungen der auffälligsten Gruppenkombinationen und der erarbeiteten Klassen.

Tabelle 19. Verteilung der Stichprobe von 305 Querschnittgelähmten mit kompletten Läsionen auf die leichtathletischen Disziplinen und die einzelnen Lähmungshöhen

Läsionen	n ges	100 m-Rollstuhlfahren	Speer	Kugel	Diskus
T2	4	1	3	2	2
T3	9	7	9	9	7
T4	24	17	16	20	13
T5	20	9	13	16	15
T6	12	9	9	9	10
T7	12	11	9	10	4
T8	15	11	10	11	7
T9	31	18	20	23	18
T10	18	12	10	13	12
T11	20	11	10	14	10
T12	48	32	40	41	31
L1	19	15	14	15	14
L2	9	6	7	5	5
L3	32	29	23	22	17
L4	19	14	9	12	10
L5	13	7	9	10	10
T2 – L5	305	209	211	232	185

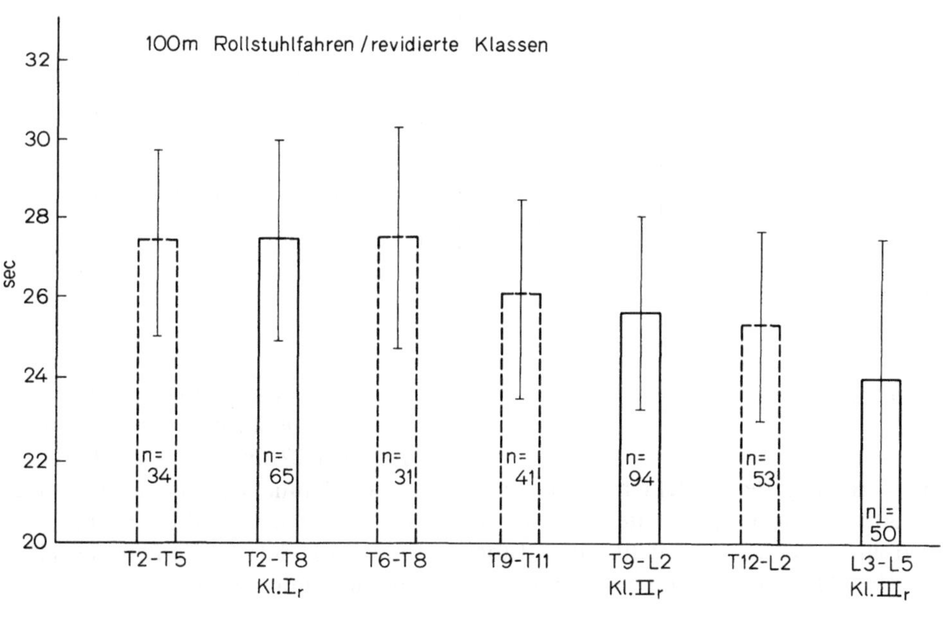

Abb. 33

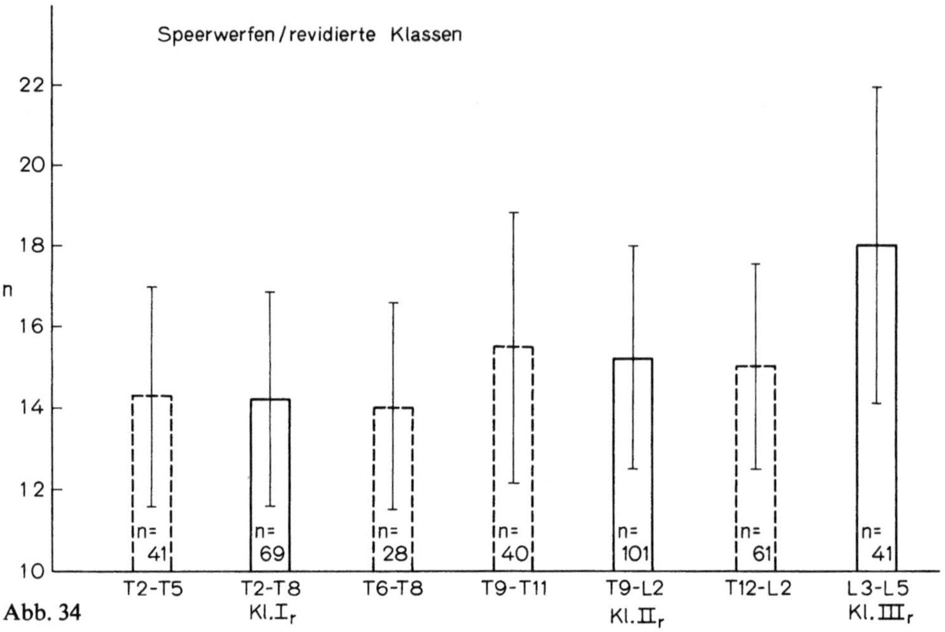

Abb. 34

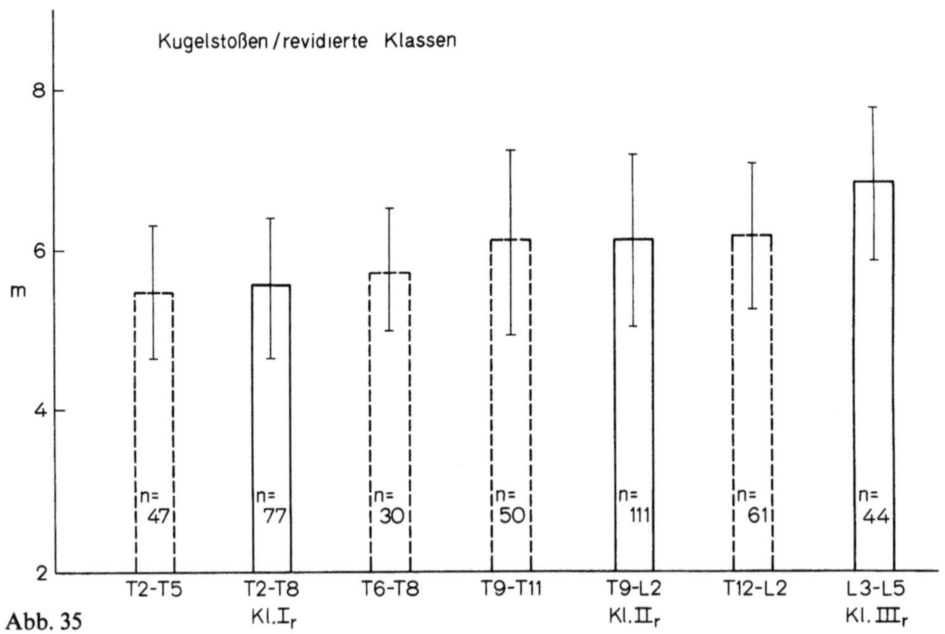

Abb. 35

5.2.3. Ergebnisse

Die Verteilung der einzelnen Läsionshöhen der 305 Querschnittgelähmten auf die vier Disziplinen der Leichtathletik zeigt Tabelle 19. Die Mittelwerte und Standardabweichungen der verschiedenen Gruppenkombinationen der beiden Erhebungen zeigen die Tabellen 27 und 28. Abbildungen 33 bis 40 veranschaulichen die Leistungen der ermittelten Klassen für die einzelnen Disziplinen und ihren Klassenhälften, soweit eine Halbierung sinnvoll war.

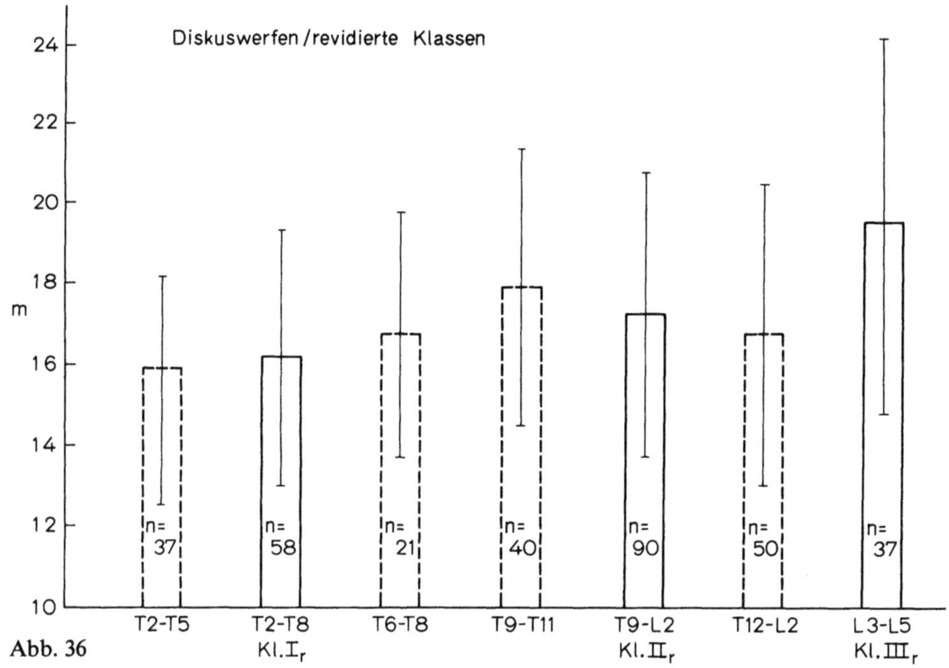

Abb. 36

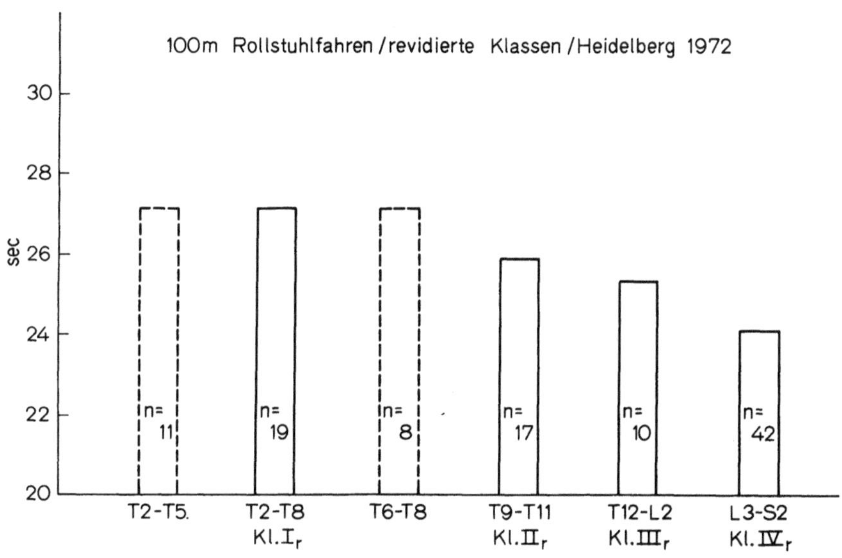

Abb. 37

5.2.4. Diskussion der Ergebnisse

Die Verteilung der Rückenmarkläsionen der 305 Querschnittgelähmten stimmt in den Maxima der Häufigkeiten mit den Angaben von GUTTMANN (1973) überein. Allerdings läßt sich eine überproportionale Häufung bei den Läsionen feststellen, die an den Klassengrenzen der ISMG-Schadensklassen liegen. Die T9-Läsionen und die L3-Läsionen stellen je 10% der Population. Ob die geringe Erfolgschance der höheren Läsionen, vor allem bei den ISMG-Schadensklassen II und III die Ursache für diese Ab-

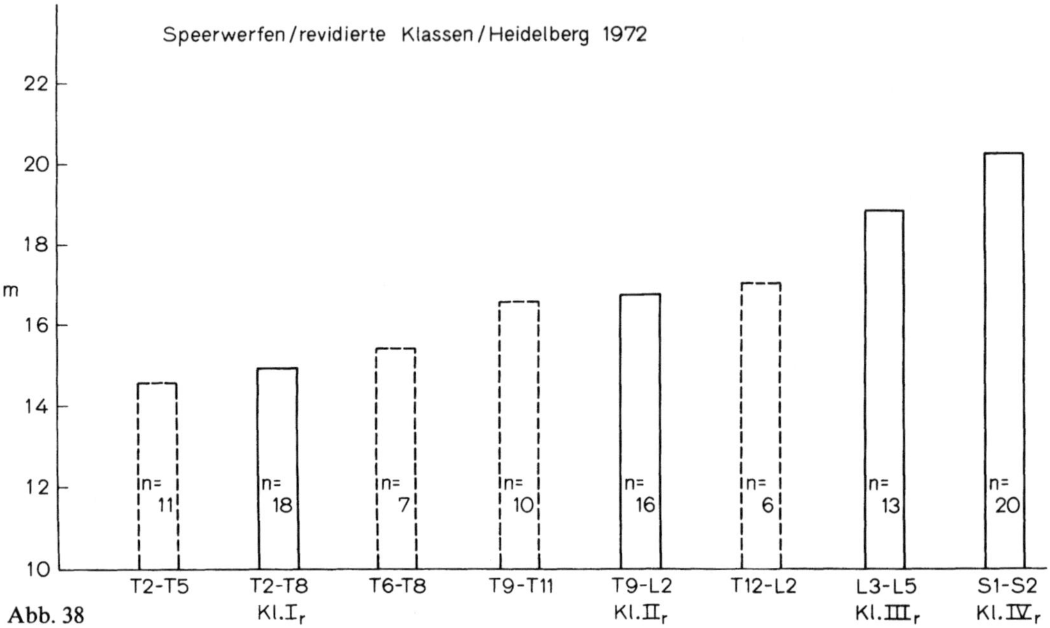

Abb. 38

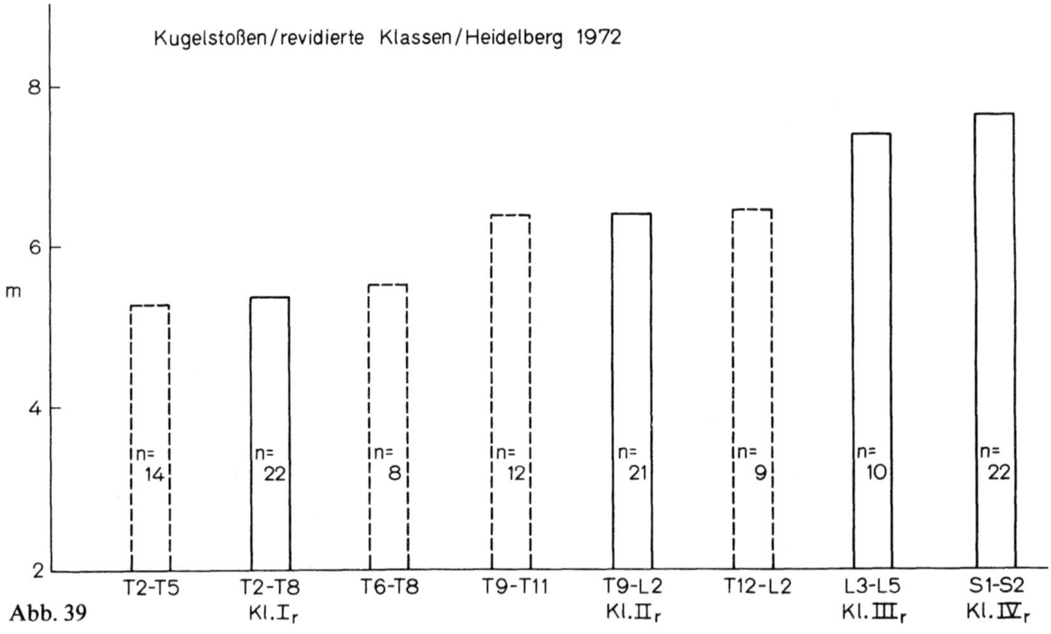

Abb. 39

weichungen sind, müßte eingehend untersucht werden.
Insgesamt sollten die durch die Mittelwerte der gebildeten Läsionsgruppen aufgezeigten Tendenzen der beiden Untersuchungen in ihrer Bedeutung nicht überbewertet werden. Die große Streuung der Leistungen der 305 Querschnittgelähmten und die geringe Zahl der Wettkampfteilnehmer in Heidelberg erlaubt gegenwärtig keine signifikanten Aussagen. Die Tendenzen der gebildeten Mittelwerte bestätigen immerhin die Grenzziehung bei den T9- und L3-Läsionen, die durch biomechanische Überlegungen gefun-

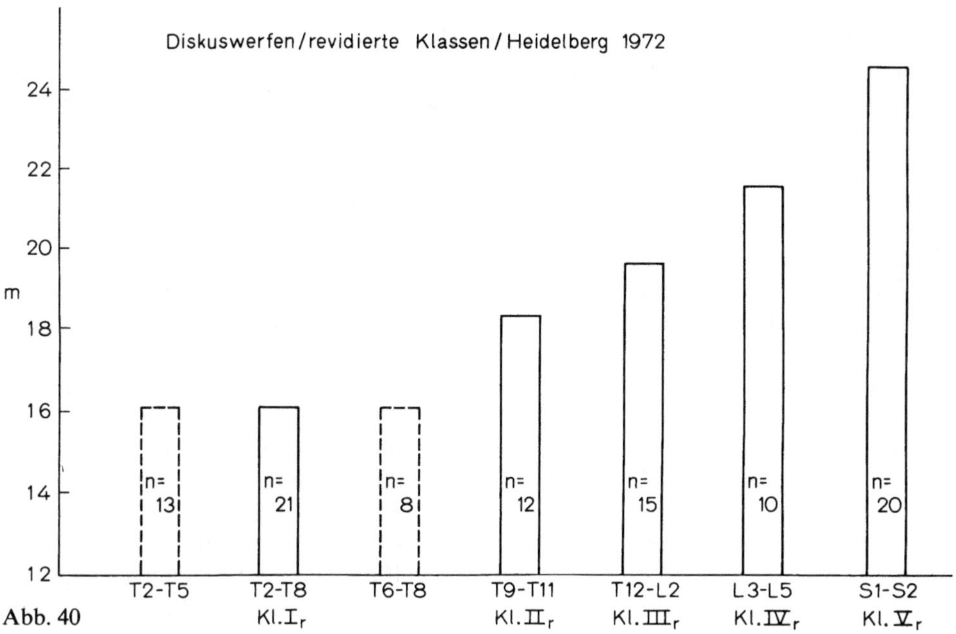

Abb. 40

den wurden. Für die S1-Läsionen konnte direkt keine Bestätigung erfahren werden, da keine Querschnittgelähmten dieser Läsionsgruppe gefunden werden konnten. Der Vergleich der Ergebnisse von den XXI. ISMG in Heidelberg zeigen jedoch, daß die Behinderten der Schadensklasse V der ISMG die Gruppe der L3 – L5-Läsionen deutlich übertreffen (Abb. 38 bis 40).

Auch die sportartspezifische Differenzierung konnte teilweise durch den Leistungsvergleich bestätigt werden. Die Ergebnisse des Diskuswerfens müssen dabei differenzierter gesehen werden. Die Ergebnisse der 185 Querschnittgelähmten streuen stark und sind in der Verteilung sehr inhomogen. Gruppen mit höheren Läsionen haben teilweise einen besseren Mittelwert, als Gruppen mit niedrigen Läsionen (Klassen T9 – T11 und T12 – L2). Das Diskuswerfen war zum Zeitpunkt der Erhebung besonders in der BRD wenig entwickelt. Die Mittelwerte der Ergebnisse von Heidelberg 1972 sind vorzuziehen.

Das Rollstuhlschnellfahren stellt die am besten vergleichbaren Leistungsbedingungen. Die Technik kommt nicht nur im Alltag ständig zur Anwendung, sondern auch im Basketballspiel, das von dem größten Teil der Rollstuhlsportler ausgeübt wird. Die Ergebnisse bestätigen auch die Vermutung, daß die L3-Läsion die Grenze für eine optimale Fahrleistung bildet. Behinderte mit diesem Schaden können den Rumpf in der Sagittalebene optimal bewegen. Die teilweise schlechteren Leistungen der Behinderten mir geringeren Schäden sind auf den mangelnden Übungsgrad zurückzuführen. Sie stellen die Gruppe der nicht rollstuhlgebundenen Wettkämpfer dar.

Die Notwendigkeit der Aufteilung der Behinderten, die über eine gute Torsion des Rumpfes und Sitzstabilität verfügen von denen, die den gesamten Rumpf verspannen können (Klassen II_r und III_r), zeichnete dich nicht klar ab. Die biomechanischen Überlegungen, die zu einer Differenzierung vor allem bei den Sportarten führten, die mit beiden Armen gleichzeitig ausgeübt werden müssen bzw. der freie Arm nicht kompensierend für fehlende Rumpffunktionen eingesetzt werden kann, können nur durch den Vergleich der Heidelberger Ergebnisse bestätigt werden (Rollstuhlfahren Abb. 37 und Diskuswerfen Abb. 40). Beim Kugelstoßen und beim Speerwerfen können die beiden Klassen (II_r und III_r) zusammengefaßt werden. Die funktionellen Nachteile der Behinderten mit höheren Läsionen können, wie vermutet, durch die Unterstützung des freien Armes kompensiert werden.

Die Verteilung der Mittelwerte der leichtathletischen Leistungen von Querschnittgelähmten mit kompletten Läsionen bestätigen in ihren Tendenzen den funktionellen Ansatz bei der Entwicklung der Klassifizierung für den Rollstuhlsport. Die Gültigkeit kann auch für die anderen Sportarten und Disziplinen angenommen werden. Obwohl der Funktionstest in der Wettkampfpraxis noch nicht angewandt wird, und damit eine Bestätigung von den Wettkämpfern fehlt, muß seine Nützlichkeit gerade im Vergleich zur bestehenden ISMG-Klassifizierung angenommen werden.

Die sportartspezifische Differenzierung der Klassifizierung hält sich in Grenzen (Tabelle 20). Die analysierten Rumpffunktionen wirken sich nur beim Rollstuhlbasketball und beim Diskuswerfen vollständig leistungsbestimmend aus. Bei diesen beiden Sportarten sollten die Wettkämpfer in alle fünf vorgeschlagene Klassen differenziert werden. Das Speerwerfen, das Kugelstoßen und das Tischtennisspiel stimmen in den Klassengrenzen und der Zahl von vier Klassen völlig überein. Beim Rollstuhlfahren, insbesondere beim Slalomfahren und möglicherweise beim Langstreckenfahren, kann noch nicht eindeutig geklärt werden, ob die vier vorgeschlagenen Klassen notwendig sind. Die biomechanischen Erwägungen, insbesondere die beidhändige Ausübung der Techniken sprechen für die größere Differenzierung. Beim Fechten sind organisatorische Gründe dafür ausschlaggebend, daß zum gegenwärtigen Zeitpunkt die Klassenzahl auf zwei beschränkt bleibt. Mit der größeren Verbreitung dieser Sportart muß in der Zukunft an eine Unterteilung der bestehenden Klasse I_r gedacht werden.

Die von vielen Ärzten geäußerte Befürchtung, daß die Klassifizierung im Rollstuhlsport zu unübersichtlich und zu komplex würde, wenn funktionelle Aspekte bei der Klassifizierung berücksichtigt werden, kann nicht geteilt werden. Die Anzahl der Klassen (31) und die sportspezifische Differenzierung sind trotz großer Unterschiede nur etwas größer als bei der bestehenden ISMG-Schadensklassifizierung (24). Zudem erfolgt die größere Spezifizierung nur durch die Unterteilung bzw. Zusammenfassung der fünf ursprünglich ermittelten Klassen. Die zwei markanten Grenzen bei der T9-Läsion und der L3-Läsion bleiben für alle Sportarten und Disziplinen verbindlich (Tabelle 25). Nur bei den Sportarten, bei denen die Rumpffixierung und die Seitbeugung leistungsbeeinflussend sind und nicht durch die freie Hand kompensiert werden können, erfolgt eine zusätzliche Unterteilung. Mit dem vorgeschlagenen System dürften keine größeren organisatorischen Schwierigkeiten entstehen.

Das erarbeitete System muß in der Zukunft durch eine größere und leistungshomogenere Population von Rollstuhlsportlern verifiziert werden.

5.3. Übersicht über die revidierten, disziplinspezifischen Klassen

Tabelle 20. Übersicht über die Zahl der Klassen in den einzelnen Disziplinen des Rollstuhlsports für die Behinderten ohne Armschaden

typische Rumpffunktionen der Klassen	Rumpftorsion, Sitzstab. neg.	Rumpftorsion, Sitzstab. pos.	Rumpfzusammenschluß	Rumpfbewegung Sagittal-Ebene	Rumpfbewegung Frontal-Ebene
Läsionsbreiten der Klassen	T2 – T8	T9 – T11	T12 – L2	L3 – L5	S1 – S2
Basketball	I A	II A	III A	IV B	V B

Tabelle 20 (Fortsetzung)

typische Rumpffunktionen der Klassen	Rumpftorsion, Sitzstab. neg.	Rumpftorsion, Sitzstab. pos.	Rumpfzusammenschluß	Rumpfbewegung Sagittal-Ebene	Rumpfbewegung Frontal Ebene
Fechten	I[a]			II	
Diskuswerfen	I	II	III	IV	V
Kugelstoßen	I	II		III	IV
Speerwerfen	I	II		III	IV
Tischtennis	I	II		III	IV
Rollstuhlfahren	I	II	III	IV	

[a] Mögliche Unterteilung der Klasse bei einer größeren Wettkampfbeteiligung bei T8/T9.

5.4. Zusammenfassung

1. Die biomechanische Analyse der funktionellen Abläufe der einzelnen Bewegungen der Sportarten und Disziplinen im Rollstuhl, bei denen von vornherein deutliche Rumpffunktionen registriert werden konnten, und die zusätzliche statistische Erhebung über die sportlichen Leistungen von Paraplegikern mit kompletten Rükkenmarkläsionen in den leichtathletischen Disziplinen, ergaben eine übersichtliche, nicht zu differenzierte, disziplinspezifische Klassifizierung. Die Anzahl der Klassen liegt zwischen zwei und fünf.
2. Die Läsionsgrenzen von T9 und L3 gelten generell für alle Sportarten. Die beiden Grenzen repräsentieren funktionell die Torsionsfähigkeit und Sitzstabilität des Rumpfes bzw. die freie Rumpfbewegung in der Sagittalebene. Bei Sportarten, die mit einer Hand ausgeführt werden, kann die freie Hand die Nachteile zumindest zwischen der Klasse II_r und III_r kompensieren. Beim Speerwerfen und beim Kugelstoßen konnte dieser Zusammenhang auch durch den Vergleich der sportlichen Leistungen von Querschnittgelähmten deutlich gemacht werden.
3. Bei der relativ geringen sportartspezifischen Differenzierung, die praktisch nur durch die Zusammenfassung der fünf gebildeten Grundklassen in einzelnen Sportarten geschieht, sind kaum organisatorische Schwierigkeiten in der Wettkampfpraxis zu befürchten. Der Vergleich der Zahl der Klassen der ISMG mit dem hier vorgelegten System zeigt nur beim Basketball im Rollstuhl, beim Tischtennis und beim Diskuswerfen eine geringe Zunahme.
4. Der Vergleich der Läsionsbreiten und der Verteilung der revidierten Klassen mit den ISMG-Schadensklassen zeigt bemerkenswerte Unterschiede (Tabelle 25).
5. Der funktionelle Ansatz bei der Entwicklung der revidierten Klassen wurde durch die Verteilung der Leistungen in den leichtathletischen Disziplinen in seiner Nützlichkeit bestätigt. Auch wenn die Ergebnisse des Leistungsvergleichs wegen der großen Streuung nicht überbewertet werden dürfen, können sie die Validität des Funktionstests für die Klassifizierung erhärten. Weitere Untersuchungen sollten diesen Ansatz aufnehmen und weiter bearbeiten.

6. Die Entwicklung eines praktikablen Klassifizierungsverfahrens und seine Prüfung durch die wichtigsten Testkontrollverfahren

Die Anwendung des Funktionstests hat gezeigt, daß er die Rollstuhlsportler ohne Armschaden befriedigend differenzieren kann. Die Validität des Funktionstests und der ermittelten Klassen der Disziplinen muß mehr aus inhaltlichen und sachlogischen Gründen angenommen werden als durch den Vergleich der Leistungen von Querschnittgelähmten mit kompletten Läsionen in den leichtathletischen Disziplinen (Abb. 33 bis 40). Die Prüfung des Funktionstests durch ein Außenkriterium wird in der Zukunft wahrscheinlicher werden. Die fortschreitende Leistungsentwicklung und Spezialisierung im Rollstuhlsport und die Anwendung des Funktionstests in der Klassifizierungspraxis werden bessere Voraussetzungen für eine statistische Prüfung schaffen, in dem die Stichprobe größer und homogener gewählt werden kann.

Die Validität der Klassifizierung hängt direkt von der Objektivität und der Reliabilität des Funktionstests ab. Erst die Unabhängigkeit des Verfahrens von äußeren Einflüssen, wie von denen des Testers, der Testsituation und von der Testwiederholung zu irgend einem Zeitpunkt, gewährleisten seine Validität (LIENERT, 1967). Die besonderen Strukturmerkmale des Funktionstests und die spezifische Zielsetzung eines Klassifizierungsverfahrens für den Wettkampfsport legen, im Vergleich zur Testpsychologie, ein abweichendes Vorgehen bei der Prüfung durch Testkontrollverfahren und der Erarbeitung der Testendform nahe, wie die nachfolgenden Ausführungen verdeutlichen werden:

1. Der Testleiter muß bei der Klassifizierung des Rollstuhlsportlers — im Gegensatz zur Anwendung von Intelligenz-Tests und Motorik-Tests, bei denen die Probanden besonders gut abschneiden möchten — eher mit Passivität, wenn nicht gar mit bewußten Täuschungsversuchen rechnen. Zu diesem Problem in der Schadensklassifizierung im Wettkampfsport schreibt McCANN (1975): „Sometimes the competitot will not fully cooperate, hoping to be more favorably classified or hoping to mislead the examining doctor. This represents the worst form of sportsmanship and may be considered cheating or unfair play.“ Kriterien und Verfahren, die diese möglichen Täuschungsversuche ausschließen, muß besondere Aufmerksamkeit geschenkt werden, wenn die Objektivität und damit die Eindeutigkeit des Meßverfahrens nicht eingeschränkt werden soll.
2. Die Reliabilität muß auf Grund der Erfahrungen, die bei der Anwendung des Funktionstests sowohl in der Vorform als auch in der Endform gemacht wurden, als sehr hoch gelten, wenn die früheste Anwendung bei einem Behinderten, besonders bei Querschnittgelähmten, etwa zwei Jahre nach dem Schadenseinstritt erfolgt, zu welchem Zeitpunkt das Schadensbild als permanent angenommen werden kann. Die verbliebene Muskulatur des Behinderten wird in einer ganz spezifischen Art und Weise eingesetzt, die sich auf die Körpermechanik stützt. Zudem besteht ein enger Zusammenhang zwischen den ausgewählten Testübungen und der zu messenden Funktion. Die Testaufgaben sind für alle Beteiligten gut durchschaubar. Vor allem wird die Reliabilität durch die in Abschnitt 4.2 und 4.4 ermittelte Unabhängigkeit der Testaufgaben vom Trainingszu-

stand und vom Alter des Probanden unterstützt. Ein Vergleich der Testergebnisse von 111 Probanden, die im Jahre 1974 zum ersten Mal und ein Jahr später zum zweiten Mal getestet wurden, zeigt Tabelle 21.

Tabelle 21. Reliabilitätsprüfung des Funktionstests an 111 Probanden

Klasse	n	Abweichungen
I	19	—[a]
II	15	2
III	28	1
IV	32	0
V	17	0
Summe	111	3

[a] Die zwei Abweichungen der Testaufgabe 1_e wurden der Klasse II zugeschrieben.

Die insgesamt drei Abweichungen bei den vier Testaufgaben beziehen sich ausschließlich auf die Grenzfälle der Klassen. Die Abweichungen in den Ergebnissen müssen weniger mangelnden Durchführungsbedingungen zugeschrieben werden als vielmehr der Auswertung der gezeigten Testleistungen. Die eigentliche Schwierigkeit bei der Optimierung des Tests ergibt sich bei der Beurteilung der Testaufgaben, insbesondere Testaufgabe 1_e und 2_e. Hier ist, wie bereits beschrieben, die funktionelle Zunahme vom T8-Segment zum T9-Segment und T11-Segment zum T12-Segment nicht eindeutig abzugrenzen (Abschnitt 4.3.2). Die Auswertungsobjektivität kann nur durch eine anschauliche Darstellung der Grenzfälle erzielt werden.

6.1. Die Einschränkung der Täuschungsversuche

6.1.1. Die Einstellung des Wettkämpfers

Die mangelnde Bereitschaft der Wettkämpfer bei der Klassifizierung, ihre tatsächlichen funktionellen Möglichkeiten zu zeigen, hängt eng mit dem mangelnden Vertrauen der Rollstuhlsportler und der Betreuer in die Objektivität und Validität des Verfahrens der ISMG-Klassifizierung zusammen. Die meisten Behinderten haben Einzelbeispiele von Rollstuhlsportlern vor Augen, die nach ihrer subjektiven Meinung funktionelle Vorteile im Vergleich zu ihnen besitzen. Ihre passive Haltung ist mit Einschränkungen verständlich, wenn sie den Wunsch haben in eine adäquate Klasse eingestuft zu werden. Das eigentliche Problem des Täuschungsversuchs hängt mit der mangelnden Zulänglichkeit zwischen dem angewandten Verfahren und den Schadensklassen zusammen. Das neurologisch-medizinische Verfahren der ISMG-Schadensklassifizierung wird in seiner Grundkonzeption den sportlichen Bewegungsmustern im Rollstuhl nicht gerecht. Der Untersuchungstisch kann beispielsweise den Rollstuhl nicht ersetzen, und aus der Untersuchung und Kraftmessung einzelner Muskeln wird die Gesamtfunktion aller Muskeln nicht einsichtiger bzw. durchschaubarer. Die Unwissenheit des Probanden und die mangelnde Verdeutlichung der funktionellen Möglichkeiten durch das Verfahren selbst, erschwert die Kooperation zwischen den Aktiven und den Klassifizierern, die McCann (1975) ausdrücklich fordert. Deshalb kann hier folgende These aufgestellt werden:

Eine Verbesssserung der Validität und Objektivität des Klassifizierungsverfahrens und eine bessere Aufklärung und Verdeutlichung der funktionellen Zusammenhänge zwischen dem Test und den einzelnen Sportarten, wird die Täuschungsversuche in erheblichem Maße einschränken.

Der erarbeitete Funktionstest besitzt die geforderte Duchschaubarkeit und die Affinität zu den Sportbewegungen im Rollstuhl, wie die bisherigen Ausführungen deutlich machen (besonders Abschnitt 3 und 5). Das Vertrauen der Rollstuhlsportler müßte demnach zu erreichen sein. Die zukünftige Anwendung des Funktionstests in der Klassifizierung von Rollstuhlsportlern muß diese These verifizieren.

6.1.2. Die Möglichkeiten des kombinierten Klassifizierungsverfahrens

Bei der Durchführung und der Auswertung des Funktionstests wird man natürlich auf mögliche Täuschungsversuche achten. Mit dem Bekanntheitsgrad des Tests werden solche Versuche eventuell zunehmen. Die eindeutige Beurteilung eines Täuschungsversuchs wird durch den Test allein schwer fallen. Der Tester muß sich selbst vor einem möglichen Fehlurteil schützen. Auf Grund der Konstruktion des Tests sind die hierfür notwendigen Beobachtungskriterien nur schwer zu standardisieren.

Einen Ausweg ermöglichen das bekannte neurologisch-medizinische Verfahren zur Muskel- und Sensibilitätsprüfung und die Wettkampfbeobachtung, wie sie GUTTMANN (1973) vorgeschlagen hat. Von der Kenntnis des Schadensbildes her kann in etwa auf die funktionellen Möglichkeiten geschlossen werden, wie in Abschnitt 3.3 bereits gezeigt werden konnte. Bei einer Läsion des Rükkenmarks bei L3 mit einem Verbleib von funktionellen Rumpfmuskeln und Adduktoren, muß beispielsweise die Testübung 3_e gelingen. Der Zusammenhang zwischen dem Schaden und den Übungen des Funktionstests muß zu diesem Zweck übersichtlich dargestellt werden.

Bei der Wettkampfbeobachtung können am besten die Grundfunktionen des Rumpfes registriert werden, sei es bei der Durchführung der leichtathletischen Disziplinen oder beim Basketballspiel. Freie Bewegungen in der Sagittalebene oder Frontalebene ohne Unterstützung der Arme werden im Wetteifer und in der Spielsituation unbewußt angewandt. Auch hier sollten für die Klassifizierer die typischen Bewegungsmuster jeder Klasse einer Sportart festgehalten werden. Grundlage für die Erstellung dieser Tabelle können die Ausführungen von Abschnitt 5.1.1 bis 5.1.5 sein.

Für die zukünftige Entwicklung der neuen Klassifizierung und der direkten Kontrolle der Aktiven selbst könnte folgender Vorschlag eine Verbesserung einleiten: Beim Rollstuhlbasketball, bei dem, wie bereits ausgeführt, Spieler aus verschiedenen Klassen zusammenspielen, trägt jeder Teilnehmer die Nummer seiner Klasse deutlich sichtbar auf seinem Trikot oder seinem Rollstuhl. Mit der Zeit wird sich die Sensibilität für die Beurteilung de typischen Bewegungsmuster einer Klasse entwickeln, so daß ein geschulter Beobachter in kürzester Zeit eine unkorrekte Klassifizierung eines Spielers feststellen kann. Auch die vielen Proteste, die häufig von den Spielern und den Betreuern vorgebracht werden, könnten schneller und eindeutiger beurteilt werden.

6.2. Zur Objektivität des kombinierten Klassifizierungsverfahrens

Die Test-Objektivität bestimmt sich aus der Unabhängigkeit der Testergebnisse von den äußeren Umständen der Testdurchführung, insbesondere von den Einflüssen der Tester. Sie wird bestimmt durch den „durchschnittlichen Korrelationskoeffizienten zwischen den durch verschiedene Untersucher einer Stichprobe von Probanden erhobenen Testbefunden" (LIENERT, 1967, S. 13).

Bei der Überprüfung der Rollstuhlsportler mit verschiedenen Behinderungen und Schäden wurde sowohl der Muskelstatus festgestellt, als auch der Funktionstest angewandt, wie er in Abschnitt 4.3.3 dargestellt ist. Die Feststellung des Muskelstatus diente der Einschränkung von Täuschungsversuchen und sollte zudem die Testökonomie, die noch später ausführlicher erörtert wird, verbessern. Die Stichprobe von 100 Rollstuhlsportlern setzte sich aus den in Tabelle 22 angeführten Behinderungen zusammen.

Als unabhängige Tester A und B der Stichprobe fungierten ein Diplomstudent der Sporthochschule Köln [24] und der Verfasser. An einem Vorversuch wurden die einfachen Testübungen zur Kontrolle des Muskelstatus

[24] Die Untersuchung wurde im Rahmen einer Diplomarbeit an der Deutschen Sporthochschule Köln durchgeführt.

Tabelle 22. Aufteilung der Stichprobe von 100 Rollstuhlsportlern nach Behinderungsarten

Schäden	N
komplette Rückenmarkläsionen	46
inkomplette Rückenmarkläsionen	32
Poliomyelitis	13
Amputation der unteren Gliedmaßen	5
Sonstige	4
Summe	100

(Abschnitt 4.2.1) und die eigentlichen vier Testaufgaben erprobt und erläutert. Besondere Beachtung wurde dabei den Grenzfällen für die einzelnen Klassen geschenkt. Die Ergebnisse der Objektivitäts-Prüfung zeigt Tabelle 23.

Tabelle 23. Klassifizierung von 100 Rollstuhlsportlern ohne Armschaden durch zwei unabhängige Tester A u. B

	Tester A					
	I	II	III	IV	V	n_B
T I	16					16
e II	1	12	1			14
s III		2	16			18
t IV			1	24	1	26
e V					26	26
r						
B n_A	17	14	18	24	27	100

Für die Objektivität ergibt sich mit den in Tabelle 23 enthaltenen Angaben eine Übereinstimmung von 94%. Dieses Ergebnis ist außerordentlich befriedigend für die revidierte Klassifizierung. Die Abweichungen in den Ergebnissen der beiden unabhängigen Tester betrafen ausschließlich die Grenzfälle zwischen zwei benachbarten Klassen. Abweichungen, die über zwei Klassen reichten, wurden nicht gefunden. Erneut wurde deutlich, daß die Reliabilität des Tests sehr hoch ist. Abweichungen in der Bewertung der Testaufgaben können vermieden werden, wenn die klare Definition und Veranschaulichung der Grenzfälle, vor allem bei Testaufgabe 1_e und 2_e gelingt. Die Instruktion der Tester durch audio-visuelle Hilfsmittel könnte die Auswertungsobjektivität des Tests noch verbessern.

6.3. Zur Ökonomie des kombinierten Klassifizierungsverfahrens

Die Anwendung aller Teile des kombinierten Klassifizierungsverfahrens geht natürlich zu Lasten der Testökonomie. Der Untersuchungsvorgang beim einzelnen Probanden wird länger und damit auch die Testdauer [25]. Die Anwendung des kombinierten Verfahrens bei der vorausgegangenen Objektivitätsprüfung machte deutlich, daß nach der neurologischen Schadensermittlung bzw. Prüfung des Muskelstatus bei den meisten Probanden die zugehörige Testübung abgeschätzt werden konnte. Die Testdauer könnte demnach eingeschränkt werden, wenn die drei Prüfungsmöglichkeiten: Schadensermittlung, Funktionstest und Wettkampfbeobachtung, in einer konvergierenden Form zur Anwendung kämen. Die Vorauswahl der Probanden erfolgt durch die Muskelprüfung und Registrierung sonstiger funktionell bedeutsamen Eigenschaften. Diese Prüfung braucht nicht, wie bisher, auf dem Untersuchungstisch zu erfolgen. Es genügt die Anwendung der Funktionsprüfung der Muskulatur und Gelenke wie sie unter Abschnitt 4.2.1 beschrieben sind. Die einzelnen Muskelgruppen, die für die eventuelle Einordnung in die fünf revidierten Klassen notwendig sind, werden in einer nachfolgenden Übersicht zusammengestellt.

[25] Lienert (1967) unterscheidet folgende Begriffe bei der Zeitangabe und dem Umfang des Tests: Testlänge = Anzahl der Testaufgaben; Testzeit = die zur Beantwortung (oder Durchführung, der Verfasser) der Testaufgaben vorgegebene Zeit; Testdauer = die Zeitspanne von der Testanweisung bis zur Testauswertung. In unserem Zusammenhang interessiert vor allem die Testzeit für die Ausführung der Testaufgaben und die Testdauer für jeden einzelnen Probanden.

Indem die einzelnen Muskelgruppen und die sonstigen funktionellen Bedeutsamkeiten den vier Testaufgaben zugeordnet werden, genügt häufig die Anwendung der entsprechenden Testaufgabe, um eine sichere Klassifizierung des Probanden zu gewährleisten. Beispielsweise führen Probanden, bei denen die Adduktoren registriert wurden, sofort die Testaufgabe 3_e aus. Bei einer positiven oder negativen Ausführung genügt dann bereits die Anwendung der nächst schwierigen oder leichteren Testaufgabe, um den Probanden sicher zu klassifizieren.

Die Wettkampfbeobachtung wird nur in Zweifelsfällen zur Anwendung kommen. Auf diese Weise kann die Testdauer des kombinierten Klassifizierungsverfahrens relativ kurz gehalten werden.

Für eine objektive Beurteilung und Begründung der Entscheidungen durch den Tester müssen die Zusammenhänge zwischen der Muskelprüfung bzw. der Schadensermittlung, dem Funktionstest und der Wettkampfbeobachtung übersichtlich dargestellt werden. Am praktikabelsten ist eine Übersicht, die jederzeit greifbar für den Tester sein sollte.

6.4. Darstellung der Zusammenhänge zwischen den einzelnen Teilen des Klassifizierungsverfahrens

6.4.1. Der Zusammenhang zwischen dem Muskelstatus und dem Funktionstest

Zur Überprüfung des Muskelstatus kommen folgende Testübungen zur Anwendung, wie sie zum Teil bereits unter Abschnitt 4.2.1 ausgeführt wurden:

1. *Bauchmuskel-Test*
   Der Proband lehnt sich so weit wie möglich im Rollstuhl zurück und versucht anschließend ohne Hilfe der Arme sich wieder aufzurichten. Am Einsatz der Bauchmuskulatur kann ihre Funktion abgeschätzt werden.
2. *Rückenmuskel-Test*
   Der Proband legt den Oberkörper auf die Oberschenkel und versucht sich ohne Hilfe der Arme wieder aufzurichten. Bei der Bewegung kann der mögliche Einsatz der Rückenmuskeln beobachtet werden (die Prüfung hat Ähnlichkeit mit der Testaufgabe 2_e des Funktionstests).
3. *Adduktoren-Test*
   Der Proband versucht die Oberschenkel zusammenzupressen.
4. *Abduktoren-Test*
   Der Proband versucht die Oberschenkel zu spreizen.
5. *Hüftextensoren-Test*
   Der Proband versucht durch Abstützen mit dem Rumpf an der Rückenlehne und den Oberschenkeln am vorderen Rand der Sitzfläche die Hüfte zu strecken.

Bei Querschnittgelähmten mit kompletten Rückenmarkläsionen kann die Bestimmung der Algesie-Grenze eine zusätzliche Hilfe für die Abschätzung des Schadens sein. Der mangelnde Trainingszustand einzelner Muskelgruppen kann häufig aus dem Gesamthabitus des Probanden gefolgert werden.

Die Beweglichkeit der Hüfte wird durch das Anheben des gestreckten Beins ermittelt. Dabei greift die eine Hand des Testers an die Ferse und die andere an das Knie des Probanden.

Zwischen den einzelnen Muskelgruppen und funktionellen Besonderheiten besteht nun folgender Zusammenhang zu den vier Testaufgaben und den revidierten Klassen:

Testaufgabe 1_e negativ (Klasse I_r)
Die Bauchmuskulatur und die Rückenmuskulatur, besonders im Lendenbereich, sind schwach innerviert.

Testaufgabe 1_e positiv (Klasse II_r)
Die Innervation der Bauchmuskulatur reicht über den Nabel hinaus. Die Rückenmuskulatur reicht bis in den Lendenbereich.

Testaufgabe 2_e positiv (Klasse III_r)
Die Bauchmuskulatur und die Rückenmus-

kulatur sind vollständig innerviert. Zusätzlich können auch die Hüftbeuger vorhanden sein.

Testaufgabe 3_e positiv (Klasse IV_r)
Komplette Rumpfmuskulatur, funktionelle Adduktoren; außerdem Bewegungseinschränkungen im Hüftgelenk in der Anteversion, bedingt durch spastische Muskeln, Kontrakturen oder Beinschienen.

Testaufgabe 4_e positiv (Klasse V_r)
Komplette Rumpfmuskulatur, aktive Beinmuskulatur, besonders Abduktoren, Hüftextensoren und Knieextensoren; oder ein funktionell komplettes Bein.

6.4.2. Der Zusammenhang zwischen dem Funktionstest und den Bewegungsfertigkeiten im Rollstuhl

Siehe Tabelle 24, Seite 80

6.5. Übersichtliche Darstellung des Klassifizierungsverfahrens und des Wettkampfausweises

Wie bereits beschrieben, kann die Objektivität und die Ökonomie des Klassifizierungsverfahrens verbessert werden, wenn die Einzelfakten der Muskelprüfung und der Scha-

Klassifizierungsbogen für Rollstuhlsportler ohne Armschaden

Name:............................	Spastizität:	mäßig	☐
Vorname:..........................		stark	☐
geb.:..............................	Kontrakturen:	Hüfte	☐
Nationalität:......................		Wirbelsäule	☐
Behinderung:.......................	Orthopädische		
....	Hilfsmittel:........		
Jahr d. Beh.:......................	....		

Testaufgabe I	negativ	☐	Kit-Test positiv	☐
			Bauchdeckenreflex	☐
Testaufgabe I	positiv	☐	Kit-Test negativ	☐
			Bauchmuskeln part.	☐
			Rückenmuskeln part.	☐
Testaufgabe II	positiv	☐	Bauchmuskeln	☐
			Rückenmuskeln	☐
			Hüftbeuger	☐
Testaufgabe III	positiv	☐	Adduktoren	☐
			Quadrizeps	☐
			Abduktoren	☐
Testaufgabe IV	positiv	☐	Gluteus max.	☐
			Knieflexoren	☐

Abb. 41. Klassifizierungsbogen

Tabelle 24. Zusammenhang zwischen den Klassen und den Bewegungsfertigkeiten der einzelnen Disziplinen

Sportarten	Klasse I	Klasse II	Klasse III	Klasse IV	Klasse V
Basketball	Abstützen mit den Händen am Rollstuhl, Festhalten an der Rückenlehne, Fallen des Rumpfes auf die Oberschenkel; keine Rumpfdrehung beim Fangen, Werfen und Dribbeln (s. a. Rollst.).	Ähnliche Bewegungen wie bei Klasse I, deutliche Torsionsbewegungen beim Fangen, Werfen u. Dribbeln (s. a. Rollstuhlfahren).	Gute Dorsalflexion des Rumpfes, niedrige Rückenlehne; Kompensationshilfe der Arme bei Bewegungen des Rumpfes in der Sagittal- und Frontalebene (s. a. Rollstuhlfahren).	Einhändiges Schieben des Rollstuhls und Prellen des Balls, Aufheben des Balls mit beiden Händen vor den Fußrasten, freie Bewegungen in der Sagittalebene (s. a. Rollstuhlfahren).	Absolut freie Bewegungen d. Rumpfes nach allen Richtungen. Dynamischer Einsatz d. Rumpfes und der Arme bei allen Bewegungsfertigkeiten.
Diskuswerfen	Abstützen des Rumpfes an der Rückenlehne, Werfen des Diskus über die Brust hinweg ohne Rumpfeinsatz.	Aktiver Rumpfeinsatz, der freie Arm fixiert und verstärkt den Rumpfeinsatz. Freier Sitz ist nicht möglich.	Freie Torsionsbewegungen des Rumpfes, der freie Arm wird z. Beschleunigung und Balance bei der Rotation eingesetzt.	Freie Torsionsbewegungen, Beine werden deutlich mitbewegt, die Hüfte verschiebt sich in der Horizontalebene.	Optimaler Einsatz der Beine bei der Ausholbewegung und beim Wurf durch Stützen, Schieben und Drehen.
	Klasse I			Klasse II	
Fechten	Kompensationsbewegungen des freien Arms bei allen Bewegungen des Rumpfes in der Sagittal- und Frontalebene durch Abstützen und Festhalten am Sitz, an der Rückenlehne und am Antriebsrad.			Optimale Bewegungen des Rumpfes in der Sagittalebene beim Angriff und bei der Abwehr, der freie Arm dient der Balance.	
	Klasse I	Klasse II	Klasse III	Klasse IV	
Kugelstoßen	Geringer Einsatz des Rumpfes, der freie Arm fixiert den Rumpf an der Rückenlehne oder zieht in der Bewegungsrichtung des Stoßes.	Deutlicher Einsatz des Schultergürtels, die Kompensationsbewegungen des freien Armes wie bei Klasse I.	Große Bewegungsweite des Rumpfes in d. Sagittalebene, der Stoß erfolgt von schräg vorn nach schräg hinten über d. Rückenlehne, Mitbewegung der Beine.	Kräftiger Einsatz der Beine beim Stoß von schräg vorn nach schräg hinten über die Rückenlehne.	
Speerwerfen	Wurfbewegung in der Sagittalebene ohne sichtbaren Rumpfeinsatz, hohe Rückenlehne zur Rumpfstabilisierung.	Aushol- und Wurfbewegung in der Sagittalebene, Oberkörper wird mitbewegt, die freie Hand stützt beim Vorschwung ab.	Große Bewegungsweite des Rumpfes bei der Wurfbewegung von schräg vorn nach schräg hinten über die Rückenlehne.	Bewegung wie bei Klasse III, verstärkter Einsatz der Beine.	
Tischtennis	Kompensationsbewegungen des freien Arms bei allen Rumpfbewegungen d. Ziehen, Stützen und Halten.	Freier Sitz, schnelle Kompensationsbewegungen des Rumpfes in der Frontal- und Sagittalebene des f. Arms.	Optimale Bewegungen des Rumpfs in der Sagittalebene, Einsatz des freien Arms bei Seitbewegungen.	Optimaler Rumpfeinsatz bei allen Bewegungen, vor allem in der Frontalebene.	
Rollstuhlfahren	Ausgleichsbewegungen des Rumpfes beim Schieben, Vorderräder heben beim Start ab, hohe Rückenlehne behindert beim Drehen.	Geringere Rumpfmitbewegungen beim Schieben als bei Klasse I, deutliche Rückbeuge beim Drehen.	Gute Rumpffixierung beim Schieben, optimale Rumpfrückbeuge beim Drehen, niedrige Rückenlehne.	Optimale Ausgleichsbewegungen des Rumpfes beim Starten, Drehen, Schnellfahren und Bremsen.	

densbeurteilung sowie der gegenseitige Zusammenhang zu den Testaufgaben des Funktionstests und der Wettkampfbeobachtung übersichtlich und schnell greifbar dem Tester zur Verfügung stehen. Auf der Vorderseite und Rückseite eines DIN A 4 großen Bogens werden die notwendigen Informationen und Zusammenhänge dargestellt. Der Bogen könnte gleichzeitig als Wettkampfausweis verwendet werden, wenn er aus festem und gut faltbarem Material angefertigt würde. Die möglichen Eintragungen des Testbogens zeigt Abb. 41. Für die Rückseite kann die Tabelle 24 unter Abschnitt 6.4.2 verwendet werden.

6.6. Zusammenfassung

1. Die besondere Schwierigkeit des Klassifizierungsverfahrens für den Wettkampf und Leistungsvergleich im Behindertensport liegt in der passiven Haltung der Testperson, die bis zu bewußten Täuschungsversuchen führen kann, um eine bessere Klassifizierung zu erreichen.
2. Das mangelnde Vertrauen der Behinderten in die Validität und Objektivität des bestehenden Klassifizierungsverfahrens der ISMG fördern die Täuschungsversuche. Die gute Durchschaubarkeit der hier ausgewählten Testaufgaben und ihr logischer Zusammenhang zu den einzelnen Sportarten und Disziplinen im Rollstuhlsport sollte das Vertrauen der Wettkämpfer fördern und damit die Täuschungsversuche einschränken.
3. Zur Verbesserung der Objektivität des Verfahrens und Einschränkung der Täuschungsversuche sollte ein kombiniertes Verfahren in der Klassifizierung der Rollstuhlsportler zur Anwendung kommen, das Teile der Muskelprüfung und der Schadensermittlung, den Funktionstest und die Wettkampfbeobachtung enthält. Eine Verbesserung der Testökonomie ergab sich bei der praktischen Anwendung durch ein konvergierendes Verfahren. Die Kenntnis des Muskelstatus und der funktionellen Besonderheiten des Behinderten ergeben einen relativ genauen Hinweis auf die zugehörige Testaufgabe. Meistens genügt ihre Anwendung und die der benachbarten Testaufgabe. Nur in Zweifelsfällen kommt die Wettkampfbeobachtung zur Anwendung.
4. Die Testobjektivität fiel bei dem Vergleich der Ergebnisse von zwei unabhängigen Testern, die eine Stichprobe von 100 Rollstuhlsportlern testeten, mit dem Wert von 94% Übereinstimmungen befriedigend aus. Die Abweichungen betrafen ausschließlich Grenzfälle der einzelnen Klassen, insbesondere zwischen den Übergängen der Klassen I_r und II_r, und II_r und III_r (Tabelle 23). Die Objektivität der Testaufgaben kann verbessert werden, wenn die Auswertungsrichtlinien durch audio-visuelle Hilfsmittel veranschaulicht werden.
5. Die Prüfung der Reliabilität des Funktionstests an 111 Probanden ergab eine Übereinstimmung von 97%. Die drei Abweichungen ergaben sich ausschließlich bei Grenzfällen. Der Test ist nicht nur unabhängig vom Alter und Trainingszustand der Probanden, sondern auch die häufige Wiederholung der Testaufgaben führte zu keinem abweichenden Ergebnis, das auf eine mangelnde Reliabilität schließen ließe.
6. Die Validität des Funktionstests bzw. der Testaufgaben muß mehr aus sachlogischen Überlegungen angenommen werden als durch den Vergleich der leichtathletischen Leistungen von Querschnittgelähmten mit kompletten Läsionen (Abb. 33 bis 40).
7. Die Übersicht über das Verfahren zur Ermittlung des Muskelstatus und der Zusammenhang zwischen den Testaufgaben bzw. den Klassen und der Wettkampfbeobachtung verbessern die Information des Testers und damit die Testobjektivität.

7. Schlußbetrachtung

Die in dieser Arbeit entwickelte funktionelle Klassifizierung beansprucht eine höhere Gültigkeit als die bestehende ISMG-Schadensklassifizierung. Ein Teil der Probleme der Klassifizierung im Rollstuhlsport konnte nicht gelöst werden, ein anderer Teil nur als Konzeption diskutiert werden. Hier ergibt sich eine Vielzahl von Ansätzen, die in der Zukunft angegangen werden müssen. Die Anwendung der vorgeschlagenen Klassifizierung in der Praxis wird sicherlich eine weitere Zahl von Fragestellungen eröffnen.

Vordringlich sollten folgende Themen bearbeitet werden:

- Die Untersuchung der funktionellen Möglichkeiten der Behinderten beim Schwimmen.
- Die Untersuchung des Leistungsvermögens von Querschnittgelähmten mit einer Läsion höher als T5 in den Ausdauersportarten.
- Die Analyse der Bewegungsformen und der angewandten Techniken für alle Sportarten im Rollstuhlsport und für alle Klassen.

Falls die vorgeschlagene Klassifizierung in der Praxis zur Anwendung kommt, wird die Standardisierung des Verfahrens wahrscheinlicher. Die unterschiedliche Verbreitung des Rollstuhlsports in einzelnen Ländern und die bisherige Beschränkung auf die Gelähmten erschweren im Augenblick dieses Vorhaben. Die zukünftige Entwicklung des Rollstuhlsports muß zu diesem Zweck beobachtet werden.

Der funktionelle Ansatz in der Klassifizierung von Behinderten sollte auch bei anderen Gruppen geprüft werden. Die besonderen Schwierigkeiten bei der Klassifizierung der Tetraplegiker und der Cerebralgeschädigten könnten dadurch realistischer beurteilt werden.

8. Anhang

INTERNATIONAL STOKE MANDEVILLE GAMES
FOR THE PARALYSED

LES JEUX INTERNATIONAUX DE STOKE MANDEVILLE
POUR LES PARALYSES

INTERNATIONALE STOKE MANDEVILLE SPIELE
FÜR QUERSCHNITTGELÄHMTE

MEDICAL IDENTITY CARD

CARTE D'IDENTITE MEDICALE

MEDIZINISCHER AUSWEIS

Name
Nome
Name ....

First Name
Prénom
Vorname...

Date of Birth
Date de naissance
Geburtsdatum ....

Nationality
Nationalité
Staatsangehörigkeit...

Team of
Equip de
Team von ....

Abb. 42 a. Medical Identity Card, Seite 1

Photo

Signature
Unterschrift

Date of Injury or Disease
Date de la Lésion ou de la Maladie
Datum des Unfalls oder der Erkrankung ....

Nature of Injury or Disease *Diagnostic* *Diagnose*
(e.g. Traumatic, traumatique, traumatische Läsionen, polio, transverse myelitis. etc.) ....

....

Motor Level *Niveau moteur* *Höhe der motorischen Läsion*
Paralysis complete below
Paralysie complète sous
Lähmung komplett unterhalb ....

incomplete below
incomplète sous
inkomplett unterhalb ....

Sensibility *Sensibilité* *Sensibilität*
Complete loss below
Perte complète sous
Kompletter Verlust unterhalb ....

Partial loss below
Perte partielle sous
Partieller Verlust unterhalb ....

Spasticity	*Spasticite*		*Spastizität*
Severe	Moderate	Weak	No
Forte	Modérée	Faible	Non
Schwer	Mäßig	Leicht	Nein

Special features *Mentions particulières* *Spezielle Einzelheiten*

		R	*L*
		(Right)	(Left)
		(Droit)	(Gauche)
		(Rechts)	(Links)

Abb. 42 b. Seite 2

Tetraplegics	Triceps function Fonction triceps Triceps-Funktion..	
Paraplegics	Quadriceps function Fonction quadriceps Quadriceps-Funktion..	

If necessary, muscle chart
Si nécessaire bilan musculaire
Wenn nötig Muskel-Tabelle

	R		*L*	
Hips Haunches Hüfte	Flex................. Ext....................	Add................. Abd.................	Flex.................. Ext....................	Add................. Abd.................
Knees Genoux Knie	Flex................. Ext....................		Flex.................. Ext....................	
Ankles Chevilles Fussgelenk	Dorsiflex.. Plant. flex.		Dorsiflex.. Plant. flex.	

Authorized Sports *Sports Permis* *Genehmigte Sportarten*

Classe
Class
Klasse

Field Events ....

Swimming.......................................

Table Tennis ....

Track Events ....

....

....

....

....

....

(N.B. Incomplete lesions to be entered in comparable complete lesion class — see new classifications in Handbook of Rules to take effect from 1970)

Remarks *Remarques* *Bemerkungen*

....

Doctor's Signature
Signature du Medecin
Unterschrift des Arztes ....

Abb. 42 c. Seite 3

Tabelle 25. Optischer Vergleich der ISMG-Klassifizierung mit der revidierten Klassifizierung

a) *ISMG-Schadensklassifizierung*

<table>
<tr><td></td><td colspan="10">thoracal</td><td colspan="7">lumbal</td><td colspan="2">s.</td></tr>
<tr><td>Läsionen</td><td>1</td><td>2</td><td>3</td><td>4</td><td>5</td><td>6</td><td>7</td><td>8</td><td>9</td><td>10</td><td>11</td><td>12</td><td>1</td><td>2</td><td>3</td><td>4</td><td>5</td><td>1</td><td>2</td></tr>
<tr><td>Basketball</td><td colspan="10">II</td><td colspan="4">III</td><td colspan="5">IV</td></tr>
<tr><td>Fechten</td><td colspan="10">II</td><td colspan="9">III</td></tr>
<tr><td>Diskus</td><td colspan="5">II</td><td colspan="5">III</td><td colspan="4">IV</td><td colspan="5">V</td></tr>
<tr><td>Kugel</td><td colspan="5">II</td><td colspan="5">III</td><td colspan="4">IV</td><td colspan="5">V</td></tr>
<tr><td>Speer</td><td colspan="5">II</td><td colspan="5">III</td><td colspan="4">IV</td><td colspan="5">V</td></tr>
<tr><td>Tischtennis</td><td colspan="5">II</td><td colspan="5">III</td><td colspan="9">IV</td></tr>
<tr><td>Rollstuhlfahren</td><td colspan="5">II</td><td colspan="5">III</td><td colspan="4">IV</td><td colspan="5">V</td></tr>
</table>

b) *Funktionelle Klassifizierung*

<table>
<tr><td></td><td colspan="12">thoracal</td><td colspan="5">lumbal</td><td colspan="2">s.</td></tr>
<tr><td>Läsionen</td><td>1</td><td>2</td><td>3</td><td>4</td><td>5</td><td>6</td><td>7</td><td>8</td><td>9</td><td>10</td><td>11</td><td>12</td><td>1</td><td>2</td><td>3</td><td>4</td><td>5</td><td>1</td><td>2</td></tr>
<tr><td>Basketball</td><td colspan="8">I</td><td colspan="3">II</td><td colspan="3">III</td><td colspan="3">IV</td><td colspan="2">V</td></tr>
<tr><td>Fechten</td><td colspan="8">I (A)</td><td colspan="6">I (B)</td><td colspan="5">II</td></tr>
<tr><td>Diskus</td><td colspan="8">I</td><td colspan="3">II</td><td colspan="3">III</td><td colspan="3">IV</td><td colspan="2">V</td></tr>
<tr><td>Kugel</td><td colspan="8">I</td><td colspan="6">II</td><td colspan="3">III</td><td colspan="2">IV</td></tr>
<tr><td>Speer</td><td colspan="8">I</td><td colspan="6">II</td><td colspan="3">III</td><td colspan="2">IV</td></tr>
<tr><td>Tischtennis</td><td colspan="8">I</td><td colspan="6">II</td><td colspan="3">III</td><td colspan="2">IV</td></tr>
<tr><td>Rollstuhlfahren</td><td colspan="8">I</td><td colspan="3">II</td><td colspan="3">III</td><td colspan="5">IV</td></tr>
</table>

Tabelle 26. U.S. Schadensklassen (Rules & Guidebook, NWAA 1972)

Class	Function
IA	Incomplete quadriplegic who has involvement of both hands, weakness of triceps and a generalised weakness throughout the trunk and lower extremities.
IB	Incomplete spinal quadriplegic who has some upper extremities involvement but less than IA, but with trunk muscles and lower extremities similar to that of IA.

Class	Function
I	Complete spinal paraplegia at T9 or above, or comparable disability where there is a total loss of muscular function originating at T9 or above.
II	Complete spinal paraplegia at T10 through L2 inclusive of comparable disability where there is a significant loss muscular function of hips and thighs.
III	All other disabilities below L2.

Tabelle 27. Datenauswertung von 305 komplett Querschnittgelähmten im 100 m-Rollstuhlfahren, Speerwerfen, Kugelstoßen und Diskuswerfen

Anzahl der Probanden	305
Anzahl der gewählten Gruppen	28

Variable	Minim. Wert	Maxim. Wert
2 100 Meter	20,0000	33,9000
3 Speerwerfen	10,0000	27,0800
4 Kugelstoßen	3,8000	9,2300
5 Diskus	10,9500	29,9700

Variable 2 100 Meter

Gruppe	Anzahl	Mittelwert	Standard-abweichung
T2 – T5	34	27,36	2,316
T2 – T7	54	27,46	2,565
T2 – T8	65	27,42	2,531
T2 – T9	83	27,08	2,680
T6 – T10	61	26,83	2,841
T6 – T7	20	27,64	2,998
T6 – T8	31	27,48	2,786
T8 – T10	41	26,44	2,711
T9 – T10	30	26,16	2,782
T9 – T11	41	25,99	2,480
T9 – T12	73	25,76	2,321
T9 – L1	88	25,66	2,357
T9 – L2	94	25,59	2,396
T9 – L3	123	25,10	3,010
T11 – L3	93	24,76	3,016
T11 – T12	43	25,49	1,924
T11 – L1	58	25,41	2,085
L1 – L3	50	24,13	3,611
L2 – L3	34	24,24	3,476
L4 – L5	20	24,57	2,233
L3 – L5	44	24,38	3,142
L2 – L5	55	24,36	3,105
T12 – L5	102	24,83	2,824
T11 – L5	113	24,89	2,729
L3 – L4	42	24,25	3,233
L2 – L4	48	24,28	3,185
L1 – L4	63	24,49	3,083

Variable 3 Speerwerfen

Gruppe	Anzahl	Mittelwert	Standard-abweichung
T2 – T5	41	14,28	2,675
T2 – T7	59	14,34	2,668
T2 – T8	69	14,19	2,592
T2 – T9	89	14,65	2,887
T6 – T10	58	15,07	3,186
T6 – T7	18	14,46	2,723
T6 – T8	28	14,04	2,506

Tabelle 27 (Fortsetzung)

Gruppe	Anzahl	Mittelwert	Standard-abweichung
T8 – T10	40	15,34	3,369
T9 – T10	30	16,02	3,484
T9 – T11	40	15,48	3,313
T9 – T12	80	15,34	2,914
T9 – L1	94	15,27	2,772
T9 – L2	101	15,21	2,744
T9 – L3	124	15,68	3,229
T11 – L3	94	15,57	3,155
T11 – T12	50	14,93	2,460
T11 – L1	64	14,92	2,316
L1 – L3	44	16,29	3,691
L2 – L3	30	16,94	4,173
L4 – L5	18	18,45	3,310
L3 – L5	41	18,05	3,876
L2 – L5	48	17,51	3,906
L1 – L5	62	16,92	3,693
T12 – L5	102	16,24	3,367
T11 – L5	112	16,03	3,339
L3 – L4	32	17,78	4,196
L2 – L4	39	17,16	4,128
L1 – L4	53	16,56	3,775

Variable 4 Kugelstoßen

Gruppe	Anzahl	Mittelwert	Standard-abweichung
T2 – T5	47	5,48	0,834
T2 – T7	66	5,58	0,815
T2 – T8	77	5,58	0,816
T2 – T9	100	5,76	0,947
T6 – T10	66	6,03	1,055
T6 – T7	19	5,83	0,727
T6 – T8	30	5,74	0,774
T8 – T10	47	6,11	1,159
T9 – T10	36	6,26	1,201
T9 – T11	50	6,07	1,151
T9 – T12	91	6,15	1,111
T9 – L1	106	6,12	1,063
T9 – L2	111	6,12	1,055
T9 – L3	133	6,23	1,085
T11 – L3	97	6,22	1,045
T11 – T12	55	6,08	1,053
T11 – L1	70	6,04	0,985
L1 – L3	42	6,42	1,014
L2 – L3	27	6,70	1,064
L4 – L5	22	6,87	0,766
L3 – L5	44	6,84	0,918
L2 – L5	49	6,78	0,937
L1 – L5	64	6,57	0,955
T12 – L5	105	6,44	1,008
T11 – L5	119	6,34	1,028
L3 – L4	34	6,83	0,980
L2 – L4	39	6,74	0,993
L1 – L4	54	6,51	0,988

Tabelle 27 (Fortsetzung)

Variable 5	Diskus		
Gruppe	Anzahl	Mittelwert	Standard-abweichung
T2 – T5	37	15,88	3,261
T2 – T7	51	16,22	3,206
T2 – T8	58	16,17	3,160
T2 – T9	76	16,72	3,422
T6 – T10	51	17,68	3,445
T6 – T7	14	17,11	2,981
T6 – T8	21	16,70	2,976
T8 – T10	37	17,89	3,620
T9 – T10	30	18,36	3,629
T9 – T11	40	17,88	3,420
T9 – T12	71	17,66	3,564
T9 – L1	85	17,28	3,444
T9 – L2	90	17,22	3,504
T9 – L3	107	17,70	3,991
T11 – L3	77	17,44	4,117
T11 – T12	41	17,15	3,470
T11 – L1	55	16,70	3,221
L1 – L3	36	17,76	4,779
L2 – L3	22	19,29	5,444
L4 – L5	20	18,86	3,885
L3 – L5	37	19,47	4,634
L2 – L5	42	19,09	4,714
L1 – L5	56	18,19	4,476
T12 – L5	87	17,88	4,235
T11 – L5	97	17,73	4,092
L3 – L4	27	19,65	5,131
L2 – L4	32	19,11	5,160
L1 – L4	46	17,98	4,732

Tabelle 28. Datenauswertung von 110 komplett Querschnittgelähmten und 43 Rollstuhlsportlern der ISMG-Schadensklasse V im 100-m-Rollstuhlfahren, Speerwerfen, Kugelstoßen und Diskuswerfen

Anzahl der Probanden	153
Anzahl der gewählten Gruppen	14 – 16

Variable	Minim. Wert	Maxim. Wert
1 100 Meter (sec)	20,8	31,3
2 Speerwerfen (m)	10,90	28,30
3 Kugelstoßen (m)	4,45	10,48
4 Diskuswerfen (m)	12,15	35,04

Variable 1	100 Meter		
Gruppe	Anzahl	Mittel-wert	Range
T2 – T5	11	27,1	(23,2 – 31,3)
T2 – T8	19	27,1	(23,2 – 31,3)
T6 – T8	8	27,1	(25,8 – 29,0)
T6 – T10	9	26,5	(23,3 – 29,0)
T9 – T10	11	26,1	(23,3 – 28,1)
T9 – T11	17	25,9	(23,3 – 28,8)
T11 – T12	10	25,9	(22,7 – 30,0)
T12 – L2	12	25,4	(22,7 – 30,0)
T11 – L3	20	24,6	(20,8 – 25,9)
L1 – L3	10	23,1	(20,8 – 30,0)
L3 – S2	42	24,1	(20,8 – 29,2)
L4 – S2	38	24,3	(21,0 – 27,7)

Variable 2	Speerwerfen		
Gruppe	Anzahl	Mittel-wert	Range
T2 – T5	11	14,68	(18,07 – 10,90)
T2 – T8	18	14,90	(18,07 – 10,90)
T6 – T8	7	15,39	(16,63 – 12,95)
T6 – T10	16	16,19	(19,47 – 11,14)
T9 – T10	9	17,02	(19,47 – 11,14)
T9 – T11	10	16,53	(19,47 – 11,14)
T9 – L2	16	16,68	(21,84 – 11,14)
T11 – T12	9	16,78	(21,84 – 13,16)
T11 – L3	16	17,70	(24,03 – 13,16)
T12 – L2	6	16,93	(21,84 – 13,20)
L1 – L3	7	18,88	(24,03 – 13,24)
L3 – L5	13	18,79	(24,03 – 13,24)
L4 – S2	25	19,69	(28,30 – 12,62)
S1 – S2	20	20,14	(28,30 – 12,62)

Tabelle 28 (Fortsetzung)

Variable 3 Kugelstoßen

Gruppe	Anzahl	Mittelwert	Range
T2 – T5	14	5,25	(6,77 – 4,51)
T2 – T8	22	5,35	(6,77 – 4,45)
T6 – T8	8	5,51	(6,24 – 4,45)
T6 – T10	15	5,80	(7,68 – 4,45)
T9 – T10	7	6,12	(7,68 – 4,88)
T9 – T11	12	6,36	(8,19 – 4,88)
T9 – L2	21	6,39	(8,19 – 4,88)
T11 – T12	11	6,41	(8,19 – 5,21)
T11 – L3	21	6,75	(8,57 – 5,05)
T12 – L2	9	6,44	(7,30 – 5,05)
L1 – L3	10	7,13	(8,57 – 5,05)
L3 – L5	10	7,42	(8,84 – 5,45)
L4 – S2	25	7,63	(10,48 – 5,00)
S1 – S2	22	7,62	(10,48 – 5,00)

Tabelle 28 (Fortsetzung)

Variable 4 Diskuswerfen

Gruppe	Anzahl	Mittelwert	Range
T2 – T5	13	16,12	(21,38 – 12,15)
T2 – T8	21	16,10	(21,38 – 12,15)
T6 – T8	8	16,07	(19,41 – 12,18)
T6 – T10	16	17,52	(23,01 – 12,18)
T9 – T10	8	18,96	(23,01 – 12,93)
T9 – T11	12	18,34	(23,26 – 12,93)
T11 – T12	15	20,02	(26,78 – 14,96)
T11 – L3	24	20,12	(29,85 – 13,77)
T12 – L2	15	19,64	(26,78 – 13,77)
L1 – L3	9	20,24	(29,85 – 13,77)
L3 – L5	10	21,54	(29,85 – 15,53)
L4 – S2	26	23,38	(35,04 – 15,53)
S1 – S2	20	24,50	(35,04 – 15,96)

Erhebungsbogen 1

Datenerhebung zur Ermittlung der Abhängigkeit zwischen Lähmungshöhe und sportlicher Leistungsfähigkeit bei Paraplegikern

Name:...........................	Land:...........................			
Lfd. Nr.:	□□□		c.	P.
			1 – 3	
K. A.:...........................			4	
Geburtsjahr:	19□□		5 – 6	
Datum des Unfalls oder der Erkrankung:	19□□		7 – 8	
Höhe der motorischen Funktion	Th1	□	9	1
	Th2	□		2
	Th3	□		3
	Th4	□		4
	Th5	□		5
	Th6	□		6
	Th7	□		7
	Th8	□		8
	Th9	□		9
	Th10	□	10	1
	Th11	□		2
	Th12	□		3
	L1	□		4
	L2	□		5
	L3	□		6
	L4	□		2
	L5	□		8
	S1	□		9
Lähmung komplett:	ja	□		1
	nein	□		2

Erhebungsbogen 1 (Fortsetzung)

		c.	P.
Lähmung inkomplett ab:	Th □□	12	
	L □□	13	
Spastizität:			
schwer	□	14	1
mäßig	□		2
leicht	□		3
keine	□		4
Muskelfunktionen ab Kraftstufe 3 der MSK:			
Hüfte rechts			
Flexion	□	15	1
Adduktion	□		2
Abduktion	□		3
Extension	□		4
Hüfte links			
Flexion	□	16	1
Adduktion	□		2
Abduktion	□		3
Extension	□		4
Knie rechts			
Extension	□	17	1
Flexion	□		2
Knie links			
Extension	□	18	1
Flexion	□		2
offizielle Schadensklasse			
Klasse II	□	19	1
Klasse III	□		2
Klasse IV	□		3
Klasse V	□		4

Best-Leistungen in den Sportarten:				
Schnellfahren auf Aschenbahn (100 m)	Zeit:	□□□	sec.	20 – 22
Slalom (Standard)	Zeit:	□□□	sec.	23 – 25
Speerwerfen (Speer 600 g)	Weite:	□□□□	m	26 – 29
Kugelstoßen (4 kg)	Weite:	□□□□	m	30 – 33
Diskuswerfen (1 kg)	Weite:	□□□□	m	34 – 37
Brustschwimmen (50 m)	Zeit:	□□□□		38 – 40

Welche Sportarten werden bevorzugt

		c.	P.
Leichtathletik	□	41	1
Schwimmen	□		2
Basketball	□		3
Gewichtheben	□		4
andere	□		5

Trainingsstunden pro Woche

			c.	P.
Leichtathletik: mehr als	6	□	42	1
	5 – 6	□		2
	3 – 4	□		3
	1 – 2	□		4
Schwimmen: mehr als	6	□	43	1
	5 – 6	□		2
	3 – 4	□		3
	1 – 2	□		4
Basketball: mehr als	6	□	44	1
	5 – 6	□		2
	3 – 4	□		3
	1 – 2	□		4

Erhebungsbogen 1 (Fortsetzung)

				c.	P.
andere Sportarten:	mehr als	6	□	45	1
		5 – 6	□		2
		3 – 4	□		3
		1 – 2	□		4

Waren Sie aktiver Sportler vor dem Unfall?

ja	□	46	1
nein	□		2

Wenn ja, welche Sportarten wurden betrieben?

Leichtathletik	□	47	1
Schwimmen	□		2
Ballspiele	□		3
Geräteturnen	□		4
andere	□		5

Körpergröße:	unter	160 cm	□	48	1
		160 – 165	□		2
		165 – 170	□		3
		170 – 175	□		4
		175 – 180	□		5
		180 – 185	□		6
		185 – 190	□		7
		190 – 195	□		8
	über	195	□	9	

Körpergewicht im besten Trainingszustand:

unter	60 kg	□	49	1
	60 – 70	□		2
	70 – 80	□		3
	80 – 90	□		4
über	100 kg	□		5

Erhebungsbogen 2

Testbogen: Rumpfbeweglichkeit bei Querschnittgelähmten (Paraplegiker, komplett)

Name:..................................

Adresse:...............................

				c.	P.
Lfd. Nr.			□□□	1 – 3	
K. A.			□	4	
Geschlecht:	männlich		□	5	1
	weiblich		□		2
Geburtsjahr:		19	□□	6 – 8	
Gelähmt seit:		19	□□	9 – 11	
Größe:	unter 1,50 m	□		12	1
	150 – 155 cm	□			2
	155 – 160 cm	□			3
	160 – 165 cm	□			4
	165 – 170 cm	□			5
	170 – 175 cm	□		13	1
	175 – 180 cm	□			2
	180 – 185 cm	□			3
	185 – 190 cm	□			4
	über 190 cm	□			5
		□			
Gewicht:	unter 50 kg	□		14	1
	55 – 60 kg	□			2
	60 – 65 kg	□			3
	65 – 70 kg	□			4
	70 – 75 kg	□			5
	75 – 80 kg	□			6
	80 – 85 kg	□		15	1
	85 – 90 kg	□			2
	90 – 95 kg	□			3
	95 – 100 kg	□			4
	über 100 kg	□			5

Erhebungsbogen 2 (Fortsetzung)

			c.	P.
Muskelfunktion ab:	Th1	□	18	1
	Th2	□		2
	Th3	□		3
	Th4	□		4
	Th5	□		5
	Th6	□		6
	Th7	□		7
	Th8	□		8
	Th9	□		9
	Th10	□	19	1
	Th11	□		2
	Th12	□		3
	L1	□		4
	L2	□		5
	L3	□		6
	L4	□		7
	L5	□		8
	S1	□		9

Erhebungsbogen 2 (Fortsetzung)

			c.	P.
Lähmungstyp:	spastisch	□	20	1
	schlaff	□		2
Test:				
Torsion/Sitzbalance	Übung 1	□	21	1
	Übung 2	□		2
Rumpfbeuge vorwärts	Übung 1	□	22	1
	Übung 2	□		2
Rumpfaufrichten	Übung 1	□	23	1
	Übung 2	□		2
	Übung 3	□		3
Rumpfseitbeugen	Übung 1	□	24	1
	Übung 2	□		2
Oberkörperlänge:	70 – 72	□	25	1
	73 – 74	□		2
	75 – 76	□		3
	77 – 78	□		4
	79 – 80	□		5
	81 – 82	□		6
	83 – 84	□		7
	85 – 86	□		8
	87 – 88	□	26	1
	89 – 90	□		2
	91 – 92	□		3
	93 – 94	□		4
	95 – 96	□		5
	97 – 98	□		6
	99 – 100	□		7
	über 100	□		8
Hüftbeweglichkeit des Femur:				
	gut	□	27	1
	zäh	□		2
	einge-schränkt	□		3
Kontrakturen im Hüftgelenk:				
	teilweise	□	28	1
	einseitig	□		2
	stark	□		3

Erhebungsbogen 2 (Fortsetzung)

			c.	P.
Trainingsstunden/Woche:				
	1	□	29	1
	2	□		2
	3	□		3
	4	□		4
	5	□		5
	Über 5	□		6
Hauptsportart:				
	Basketball	□	30	1
	Schwimmen	□		2
	Leichtathletik	□		3
	Gymnastik	□		4
	andere	□		5
Therapie:				
	Gehschule:		31	
	4× pro Woche	□		1
	3× pro Woche	□		2
	2× pro Woche	□		3
	1× pro Woche	□		4
	selten	□		5
	Gymnastik, Durch-bewegen:		32	1
	4× pro Woche	□		1
	3× pro Woche	□		2
	2× pro Woche	□		3
	1× pro Woche	□		4
	selten	□		5

9. Literatur

Anonym 1: Ergebnisse XXI. Weltspiele der Gelähmten, Internationale Stoke Mandeville Games. Heidelberg 1972.

Anonym 2: Medicine and Sport, Vol. 2: Biomechanics, Technique of Drawings of Movement Analysis. Basel, New York 1968.

Anonym 3: Medicine and Sport, Vol. 6: Biomechanics II. Basel, München, Paris, London, New York, Sydney 1971.

Anonym 4: Minutes of Meeting of Executive Commitee held on Friday, 25th July 1975, at Stoke Mandeville Sports Stadium, Aylesbury, Bucks.

Anonym 5: National Wheelchair Athletic Association (Ed.): Rules & Guidebook. New York 1972.

Anonym 6: Protokoll der Versammlung des Internationalen Stoke Mandeville Games Executive Commitees am 31. 7. 1969 im Stoke Mandeville Sportstadium.

Anonym 7: Protokoll der Sitzung des Komitees der Internationalen Stoke Mandeville Spiele vom Dienstag, 8. August 1972, Heidelberg.

Anonym 8: Sitzungsbericht des Medizinischen Unterausschusses des Komitees der Internationalen Stoke Mandeville Spiele vom 17. Juli 1973 im Stoke Mandeville Sportstadium.

Anonym 9: Verband der Internationalen Stoke Mandeville Spiele, Niederschrift der Beiratssitzung vom 21. Juli 1973 im Stoke Mandeville Sportstadium.

Anonym 10: Report of a Meeting of the Medical Sub-Committee of the Internationale Stoke Mandeville Games with other doctors involved in medical classification on Monday, 22nd July 1974.

Anonym 11: Report of a Meeting held on the Medical Sub-Committee with other doctors involved in medical classification on Monday, July 21st 1975.

Anonym 12: Report of the Second Meeting of Medical Sub-Committee with other doctors involved in medical classification on Tuesday, July 22nd 1975.

Anonym 13: The 17th International Stoke Mandeville Games in Israel, Results, o. O., o. J.

Anonym 14: World Health Organization, Studie Group on the Classification of Diseases, I Code for Impairment, ICD Unit of the World Health Organization in Geneva, 22 March 1974.

Anonym 15: Deutscher Sportbund (Hrsg.): Jahrbuch des Sports 1975/76. Frankfurt 1976.

ARNS, W., JOCHHEIM, K.-A., REMSCHMIDT, H.: Neurologie und Psychiatrie, 3. Aufl. Stuttgart: Thieme 1975.

BAKKE, S. N.: Röntgenologische Beobachtungen über die Bewegungen der Wirbelsäule. Acta radiol. (Stockh.) Suppl. **1931,** 13 – 17.

BENASSY, M. D.: Metamerical Topographie of the cord and its roots. Paraplegia **8,** 75 – 79 (1970).

BENNINGHOFF, A., GOERTLER, K.: Lehrbuch der Anatomie des Menschen, 10. Aufl. Stuttgart: Lehmanns 1968.

BERENDSEN, B.: Methodische Untersuchungen zur Prüfung der Leistungsfähigkeit bei körperbehinderten Rollstuhlfahrern. Med. Inaug.-Diss. Marburg/Lahn 1970.

BERNETT, H.: Terminologie der Leibeserziehung. In: Beiträge zur Lehre und Forschung der Leibeserziehung, Bd. XI. Schorndorf: Hofmann 1964.

BERNSTEIN, N.: The Co-ordination and Regulation of Movements. Oxford: Pergamon Press 1967.

BLÄSIG, W.: Die Rehabilitation der Körperbehinderten. München: Reinhardt 1967.

BRAUS, H., ELZE, C.: Anatomie des Menschen, Bewegungsapparat, Bd. I, 3. Aufl. Berlin-Göttingen-Heidelberg: Springer 1954.

BRECHT, K.: Muskelphysiologie. In: Kurzgefaßtes Lehrbuch der Physiologie (Keidel, W. D., Hrsg.), 2. Aufl., S. 268 – 300. Stuttgart: Thieme 1970.

CLAUS, G., EBNER, H.: Grundlagen der Statistik für Psychologen, Pädagogen und Soziologen. Berlin: Volk und Wissen 1970.

COTTA, H., HEIPERTZ, W., LÜCK, B.: Krankengymnastik in der Orthopädie. In: Lehrbuch der Krankengymnastik (Cotta, H., Heipertz, W., Teirich-Leube, H., Hrsg.), 3. Aufl., Bd. III, S. 173 – 399. Stuttgart: Thieme 1972.

COUNSILMAN, J. E.: Schwimmen. Frankfurt: Limpert 1971.

DAY, P., VOLCK, G.: Sport mit körperbehinderten Kindern in der Schule. In: Sport für Behinderte. Schriftenreihe „Berichte und Analysen", Deutscher Sportbund (Hrsg.), Heft 23, S. 62 – 78. Frankfurt 1976.

Dieckert, J.: Das sportliche und rekreative Prinzip. In: Probleme des Sports und der Leibeserziehung aus der Sicht verschiedener Wissenschaften (Dieckert, J., Hrsg.). Frankfurt-Schwanheim: Limpert 1970.

Dieckert, J.: Entwurf eines Curriculum-Modells Leibeserziehung. Leibeserziehung **21,** 221 – 228 (1972).

Dieckert, J.: Sport im Urlaub. Leibeserziehung **21,** 9 – 12 (1972).

Dittmar, O.: Röntgenstudien zur Mechanologie der Wirbelsäule. Zschr. Orthop. Chir. **55,** 221 – 256 (1931).

Dollfus, P.: The French point of view in the Classification and Nomenclature in Paraplegia. Paraplegia **8,** 73 – 75 (1970).

Donskoi, D. D.: Biomechanik der Körperübungen. Berlin: Volk und Wissen 1961.

Eggert, D.: LOS KF 18, Kurzform zur Messung des motorischen Entwicklungsstandes von normalen und behinderten Kindern von 5 – 13 Jahren. Weinheim: Beltz 1971 a.

Fetz, F., Kornexl, E.: Anleitungen zu sportmotorischen Tests. In: Studientexte zur Leibeserziehung, Bd. XVI. Frankfurt: Limpert 1973.

Fetz, F.: Grundbegriffe der Bewegungslehre der Leibesübungen. Frankfurt: Limpert 1969.

Fick, R.: Handbuch der Anatomie und Mechanik der Gelenke, III. Teil: Spezielle Muskel- und Gelenkmechanik. Jena: Fischer 1911.

Fischer, W.: Die Bedeutung der Leibeserziehung für die Gesamterziehung des Menschen. In: Sport und Leibeserziehung (Plessner, H., Bock, H.-E., Grupe, O., Hrsg.), S. 158 – 168. München: Piper 1967.

Grupe, O.: Grundlagen der Sportpädagogik. München: Barth 1969.

Grupe, O.: Studien zur pädagogischen Theorie der Leibeserziehung. In: Beiträge zur Lehre und Forschung der Leibeserziehung, Bd. XXV. Stuttgart: Hofmann 1965.

Güntz, E.: Wirbelsäule und Becken in Ruhe und Bewegung. In: Handbuch der Orthopädie II, S. 1 – 28. (Hohmann, G., Hackenbroch, N., Lindemann, K., Hrsg.) Stuttgart: Thieme 1958.

Gutewort, W.: Zur Problematik der biomechanischen Prinzipien. In: Bewegungslehre des Sports, Theorie der Leibeserziehung (8. ADL, Hrsg.), S. 85 – 106. Schorndorf: Hofmann 1973.

Guttmann, L.: 20 Jahre Rehabilitationsarbeit an Querschnittsgelähmten. Münch. med. Wschr. **106,** 1375 – 1385 (1964).

Gutmann, L.: Diskussionsbeitrag. Paraplegia **11,** 177 – 178 (1973 – 74).

Guttmann, L., Atkinson, Ch.: Rules of the Stoke Mandeville Games. O. O., o. J.

Guttmann, L.: Spinal Cord Injuries. Oxford-London-Edinburgh-Melbourne: Blackwell Scientific Publications 1973.

Guttmann, L.: Sport for the Disabled as a World Problem. In: Rehabilitation (British Council for Rehabilitation of the Disabled, Ed.). Peterborough 1974.

Haep, H.: Regeln für Spiele der Versehrten. In: Heft 6 der Schr.-Reihe Grundlagen des Versehrtensports (DVS, Hrsg.). Düsseldorf-Gerresheim: Der Versehrtensportler 1965.

Hagedorn, G.: Das Basketball-Spiel. Köln: Barz & Beienburg 1968.

Hagedorn, G., Volpert, W., Schmidt, G.: Wissenschaftliche Trainingsplanung. In: Training und Beanspruchung, Bd. II. Frankfurt: Limpert 1972.

Hagmeier, E.: Die Rehabilitation Körperbehinderter als psychologisches Problem. Bonn: Bouvier 1955.

Hansen, K., Schliack, H.: Segmentale Innervation. Stuttgart: Thieme 1962.

Hassler, R., Bühler, R.: Krankengymnastik in der Neurologie und Psychiatrie. In: Lehrbuch der Krankengymnastik (Lindemann, K., Teirich-Leube, H., Heipertz, W., Hrsg.), 2. Aufl. Bd. IV, S. 193 – 370. Stuttgart: Thieme 1967.

Heckhausen, H.: Leistungsmotivation und Sport. In: Kongreß für Leibeserziehung (Motivation im Sport, ADL, Hrsg.), S. 25 – 40. Schorndorf: Hofmann 1971.

Hettinger, T.: Isometrisches Muskeltraining, 2. Aufl. Stuttgart: Thieme 1966.

Hettinger, T.: Beurteilung der Muskelkraft. Diagnostik **5,** 695 – 697 (1972).

Hildebrandt, G., Voigt, E.-D., Bahn, D., Berendsen, B., Kröger, J.: Energy costs of propelling wheelchair at various speeds, Cardiac response and effect on steering accuracy. Arch. phys. Med. **51,** 131 – 136 (1970).

Hilmer, J.: Grundzüge einer pädagogischen Theorie der Bewegungsspiele. Hannover: Schroedel 1969.

Hochmuth, G.: Biomechanik sportlicher Bewegungen. Berlin: Sportverlag 1971.

Hoepke, H., Kanter, M.: Das Muskelspiel des Menschen, 6. Aufl. Stuttgart: Fischer 1971.

Hollmann, W.: Der Arbeits- und Trainingseinfluß auf Kreislauf und Atmung. Darmstadt: Steinkopf 1959.

Hollmann, W.: Über den Einfluß spezieller Drehkurbelübungen auf Atmung und Stoffwechsel. Zbl. Arbeitsmedizin Arbeitsschutz **9,** 18 – 23 (1959).

Hollmann, W.: Höchst- und Dauerleistungsfähigkeit des Sportlers. In: Wiss. Schr.Reihe des Deutschen Sportbundes, Bd. V. München: Barth 1963.

Hollmann, W.: Körperliches Training als Prävention von Herzkreislaufkrankheiten. Stuttgart: Hippokrates 1965.

Hollmann, W.: Muskuläre Beanspruchungsformen und ihre leistungsbegrenzenden Faktoren.

Sportarzt und Sportmedizin **11,** 443–445 (1967).

HOLLMANN, W.: Leibesübungen als Mittel der Prävention und Therapie. Therapiewoche **22,** 1022–1026 (1972).

HOLLMANN, W.: Lungenfunktion, Atmung und Stoffwechsel im Sport. In: Zentrale Themen der Sportmedizin (Hollmann, W., Hrsg.), S. 56–80. Berlin-Heidelberg-New York: Springer 1972.

HOLLMANN, W., HETTINGER, T.: Sportmedizin – Arbeits- und Trainingsgrundlagen. Stuttgart-New York: Schattauer 1976.

HOPF, A.: Die Verletzungen der Wirbelsäule. In: Handbuch der Orthopädie II (Hohmann, G., Hackenbroich, M., Lindemann, K., Hrsg.), S. 458–536. Stuttgart: Thieme 1958.

JAKOBI, G.: Heredogenerative Systemerkrankungen. In: Neuropädiatrie (Matthes, A., Kruse, R., Hrsg.), S. 448–463. Stuttgart: Thieme 1973.

JOCHHEIM, K.-A.: Problems of Classification in traumatic Paraplegia and Tetraplegia. Paraplegia **8,** 80–82 (1970).

JOCHHEIM, K.-A., STROHKENDL, H.: The Value of particular Sports of the Wheelchair-Disabled in maintaining Health of the Paraplegic. Paraplegia **11,** 173–176 (1973).

JOCHHEIM, K.-A., MERKEL, K., PAMPUS, I., SCHÜLE, K., SCHÜLE-HEIN, K., WECK-ARNOLD, S.: Einrichtungen der medizinischen Rehabilitation. In: Schr.Reihe des Bundesministers für Jugend, Familie und Gesundheit, Bd. XXXIX. Stuttgart-Berlin-Köln-Mainz: Kohlhammer 1977.

JONATH, U.: Praxis der Leichtathletik. Berlin-München-Frankfurt: Bartels & Wernitz 1973.

JUNG, H., GOTTHAINER, V., BRUNNER, D.: Kombinierte spiroergometrische Untersuchungen bei Versehrtensportlern. Z. phys. Med. **12,** 125–141 (1971).

KAPLAN, L., POWELL, B. R., GRYNBAUM, B. B., RUSK, H. A.: Comprehensive Follow-up Study of Spinal Cord Dysfunction and its Resultant Disabilities. New York: Eigenverlag 1966.

KLAFKI, W.: Das pädagogische Problem der Leistung und der Leibeserziehung. In: Kongreß für Leibeserziehung, Die Leistung (ADL, Hrsg.), S. 33–58. Schorndorf: Hofmann 1964.

KÖHLER, I.: Basketball. Berlin: Sportverlag 1974.

KOSEL, H.: Amtliche Leichtathlektik-Bestimmungen, Wettkampfbestimmungen für Versehrte. In: Heft 5 der Schr.-Reihe „Grundlagen des Versehrtensports“. Düsseldorf-Gerresheim: Versehrtensportler 1971.

KOSEL, H.: Die Zusammenarbeit von Übungsleiter und Arzt im Versehrtensport. Versehrtensportler **23,** 2–6 (1974).

KUHN, E.: Rehabilitation von Patienten mit erblichen Muskelerkrankungen. In: Rehabilitation (Jochheim, K.-A., Scholz, F. J., Hrsg.), Bd. III, S. 68–88. Stuttgart: Thieme 1975.

KYRIASOGLOU, CH.: Basketball, Technik und Übungen für Schule und Verein. Wiesbaden: Sicker 1971.

LANG, J., WACHSMUTH, W.: Praktische Anatomie, 2. Aufl., Bd. III, 4. Teil. Berlin-Heidelberg-New York: Springer 1972.

LERSCH, P.: Der Sport als Aufgabe unserer Zeit. In: Leibeserziehung und Sport in der modernen Gesellschaft, Kl. päd. Texte (Klöhn, G., Hrsg.), Nr. 27, 2. Aufl., S. 50–59. Weinheim: Beltz 1963.

LIENERT, G. A.: Testaufbau und Testanalyse, 2. Aufl. Weinheim-Berlin: Beltz 1967.

LIPTON, B. H.: The role of wheelchairsports in Rehabilitation. Sonderdruck aus Int. Rehabilitation Review **21,** Nr. 2 (1970).

LOEW, F., JOCHHEIM, K.-A., KIVELITZ, R.: Klinik und Behandlung der lumbalen Bandscheibenschäden. In: Handbuch der Neurochirurgie, Wirbelsäule und Rückenmark I (Olivcrona, H., Tönnis, W., Hrsg.), Bd. VII, 1. Teil, S. 164–237. Berlin-Heidelberg-New York: Springer 1969.

LORENZEN, H.: Lehrbuch des Versehrtensports. Stuttgart: Enke 1961.

LORENZEN, H.: Types of Sports Suitable for Wheel-Chair Patients and Evaluation of Performance at International Games. In: Industrial Society and Rehabilitation – Problems and Solutions, ISRD – Proceedings of the Tenth World Congress, Wiesbaden, Germany, Sept. 11.–17. 1966 (Dicke, W., Jochheim, K.-A., Müller, M., Thom, H., Hrsg), S. 145–147. Stuttgart: Thieme 1967.

LORENZEN, H., MARTEN, G.: Bewertung sportlicher Leistungen bei Körperschäden, Mehrkampfwertung. In: Heft 4 der Schr.-Reihe Grundlagen des Versehrtensports (DVS, Hrsg.). Düsseldorf-Gerresheim: Der Versehrtensportler 1967.

LORENZEN, H.: Sport mit Rollstuhlfahrern und Wertung bei internationalen Leistungsvergleichen. In: Jahrbuch der Dt. Vereinigung für die Rehabilitation Behinderter 1967/68 (Vorstand der Dt. Vg. für die Rehabilitation, Hrsg.), S. 97–99. Stuttgart: Thieme 1968.

LORENZEN, H.: Wo steht der Versehrtensport heute? Versehrtensportler **17,** 32–35 (1968).

LORENZEN, H.: Versehrtensport und Hochleistungssport. Versehrtensportler **21,** 93–96 (1972).

LÜPKE, CH.: Talentförderung und der Anspruch der anderen? Leibeserziehung **16,** 372–376 (1967).

MATTHES, A., RADERMACHER, H.: Virusenzephalitiden (enzephalomyelitiden, -enzephalomeningitiden) und Enzephalopathien. In: Neuro-

pädiatrie (Matthes, A., Kruse, R., Hrsg.), S. 530 – 559. Stuttgart: Thieme 1975.
McCann, B. C.: Classification Guide for the use of doctors, second draft July 1975. Stoke Mandeville: O. Verl. 1975.
McCann, B. C.: Classification of the wheelchair athlete: a medical viewpoint. Paraplegia News 1971.
McClelland, D. C., Atkinson, J. W., Clark, R. A., Lowell, E. L.: The achievement motive. New York: Appleton-Century-Croft 1953.
Meinecke, F.-W.: Behandlungsmöglichkeiten für Querschnittsgelähmte in der Bundesrepublik Deutschland. Dtsch. Ärztebl. **67,** 413 – 418 (1970).
Meinel, K.: Bewegungslehre. Berlin: Volk und Wissen 1960.
Mierke, K.: Vom Leistungseros und Leistungsethos der heranwachsenden Generation. In: Kongreß für Leibeserziehung, Die Leistung (ADL, Hrsg.), S. 17 – 32. Schorndorf: Hofmann 1964.
Mummenthaler, M., Schliack, H.: Läsionen peripherer Nerven, Diagnostik und Therapie, 2. Aufl. Stuttgart: Thieme 1972.
Mummenthaler, M.: Neurologie, 4. Aufl. Stuttgart: Thieme 1973.
Nemessuri, M.: Der binäre, antagonistische Mechanismus der Bewegungssteuerung. In: Biomechanic I, Medicine and Sport, Vol. 2, S. 165 – 171. Basel-New York: Karger 1968.
Nemessuri, M.: Funktionelle Sportanatomie, Berlin: Sportverlag 1963.
Neumann, O.: Leibseelische Entwicklung im Jugendalter, München: Barth 1964.
Neumann, O.: Sport und Persönlichkeit. München: Barth 1957.
Nickel, W.: Strukturanalyse der Rehabilitation I und II, Hauptverband der gewerblichen Berufsgenossenschaften. Bonn: Klingenberg 1970, Heft 1 und 1972, Heft 2.
Novogrodsky, M.: Die Bewegungsmöglichkeiten der menschlichen Wirbelsäule, Inaug.-Dissertation Bern 1911.
Nugent, T. J.: To put Meaning to recreation in treatment centers. Let's look beyond, p. 33 – 42 (o. J.).
Palm, J.: Der zweite Weg, Spielen, Turnen, Sport für alle. Frankfurt-Schwanheim: Limpert 1961.
Palm, J.: Zweiter Weg. In Schr.-Reihe Zweiter Weg, Bd. I. Frankfurt: Limpert 1963.
Paeslack, V.: Internistische Störungen beim Paraplegiker. Stuttgart: Thieme 1965.
Paeslack, V.: Rehabilitation von Patienten mit Rückenmarkschäden. In: Heidelberger Rehabilitationskongreß 1968 (Scholz, J. F., Hrsg.), S. 642 – 646. Stuttgart: Thieme 1968.
Paeslack, V.: Rehabilitation bei Patienten mit Rückenmarksschäden. In: Rehabilitation (Jochheim, K.-A., Scholz, J. F., Hrsg.), Bd. III, S. 145 – 157. Stuttgart: Thieme 1975.
Paul, H. A.: Probleme in der Statistik der Behinderten. In: Dokumentation der periodischen medizinischen Statistiken in der Bundesrepublik Deutschland. Bielefeld I – X: Ausgabe 1971.
Piera, J. B.: The establishment of a prognosis for Genito-Sexual Function in the Paraplegia and Tetraplegia male. Paraplegia **10,** 271 – 278 (1973).
Prenner, K.: Leistungsgesellschaft, Leistungsmotivation und Sport. Leibeserziehung **20,** 344 – 348 (1971).
Pschychrembel, W.: Klinisches Wörterbuch mit klinischen Syndromen. Berlin: De Gruyter 1964.
Rieder, H.: Sport als Therapie. Berlin-München-Frankfurt: Bartels & Wernitz 1971.
Rieder, H.: Theorie und Praxis der Leistungsmotivation für das Fach Sport an Gymnasien. In: Bewegung – Leistung – Verhalten, Festschrift zum 70. Geburtstag von Prof. O. Neumann (Rieder, H., Hrsg.), S. 97 – 112. Schorndorf: Hofmann 1972.
Rigauer, B.: Sport und Arbeit. Frankfurt: Suhrkamp 1969.
Rolf, G., Bressel, G., Holland, B., Rodatz, U.: Physiotherapie bei querschnittgelähmten Patienten. Stuttgart-Berlin-Köln-Mainz: Kohlhammer 1973.
Rossier, A. B.: Über die Rehabilitation der Paraplegiker. In: Acta clinica, Nr. 3. Basel: Documenta Geigy 1964.
Scheid, W.: Lehrbuch der Neurologie, 2. Aufl. Stuttgart: Thieme 1966.
Scheuerl, H.: Zur Phänomenologie des Spiels. In: Kongreß für Leibeserziehung, Das Spiel (ADL, Hrsg.), S. 29 – 43. Frankfurt: Hofmann 1959.
Scheuerl, H.: Das Spiel, Untersuchungen über sein Wesen, seine pädagogischen Möglichkeiten und Grenzen, 6. Aufl. Weinheim: Beltz 1968.
Schmidt, G.: Hagedorn: Zur Methode und Praxis der Beobachtung und Leistungsmessung im Sportspiel. Leistungssport **2,** 259 – 263 (1974); **2,** 331 – 337 (1974).
Schmitz, J. N.: Das Grundproblem einer Didaktik der Leibeserziehung. In: Sport und Leibeserziehung (Plessner, H., Bock, H.-E., Grupe, O., Hrsg.), S. 191 – 202. München: Piper 1967.
Schmitz, J. N.: Studien zur Didaktik der Leibeserziehung II. In: Beiträge zur Lehre und Forschung der Leibeserziehung (ADL, Hrsg.), 2. Aufl., Bd. XXXI. Schorndorf: Hofmann 1970.
Schmitz, J. N.: Studien zur Didaktik der Leibeserziehung I. In: Beiträge zur Lehre und For-

schung der Leibeserziehung (ADL, Hrsg.), 3. Aufl., Bd. XXVII. Schorndorf: Hofmann 1972.

SCHNABEL, G.: Motorische Test- und Prüfmethoden in der Forschung und der Sportpraxis. Theorie und Praxis der Körperkultur **12,** 1067 – 1078 (1963).

SCHNABEL, G.: Zur Bewegungskoordination. Wiss. Z. der Deutschen Hochschule für Körper-Kultur Leipzig **10,** 13 – 32 (1968).

SCHÜLE, K.: Möglichkeiten und Grenzen des Sports mit spinal Geschädigten. Med. Welt (N. F.) **23,** 1123 – 1126 (1972).

SCHÜTZ, E., ROTHSCHUH, K. E.: Bau und Funktion des menschlichen Körpers, 5. Aufl. München-Berlin: Urban & Schwarzenberg 1963.

SCHÜTZ, E.: Physiologie, 11./12. Aufl. München-Berlin-Wien: Urban & Schwarzenberg 1969.

SEELIG, G.: Praxis empirischer Untersuchungen. Braunschweig: Westermann 1973.

SPALTEHOLZ, W., SPANNER, R.: Handatlas der Anatomie des Menschen, 16. Aufl., Bd. I. Amsterdam: Scheltem & Holkema 1959 – 61.

SPIRA, R. A.: An investigation of ambulation problems associated with severe motor Paralysis in Adolescents – Influence of physical conditioning and adapted Sport activities. Tel Aviv: Sohar-Cohan 1975.

STEGEMANN, J.: Leistungsphysiologie. Stuttgart: Thieme 1971.

STROHKENDL, H.: Werden die kompensatorischen Möglichkeiten des Rollstuhls in der Rehabilitation von Paraplegikern hinreichend genutzt? Krankengymnastik **1973,** 309 – 313.

STOHKENDL, H.: Zur Problematik der Schadensklassifizierung im Wettkampfsport der Rollstuhlfahrer unter besonderer Berücksichtigung des Basketballspiels. In: Kölner Beiträge zur Sportwissenschaft 2, Jhrb. der DSHS Köln 1973, S. 272 – 288. Schorndorf: Hofmann 1974.

STROHKENDL, H.: Funktionsgerechter Rollstuhl für 6 – 10jährige Paraplegiker. In: Technische Unterrichts- und Rehabilitationshilfen für Körperbehinderte (Wolfgart, H., Hrsg.), S. 181 – 191. Essen-Kettwig: Audex 1976.

STRUPPLER, A., HEUSER, M.: Muskelerkrankungen. In: Neuropädiatrie (Matthes, A., Kruse, R., Hrsg.), S. 681 – 698. Stuttgart: Thieme 1973.

TITTEL, K.: Zusammenhänge zwischen Konstitutionstypen und Körperleistungsfähigkeit (speziell im Sport). Homo **12,** 223 – 234 (1961).

TITTEL, K.: Beschreibende und funktionelle Anatomie des Menschen, 6. Aufl. Stuttgart: Fischer 1974.

UNGERER, D.: Bewegungslehre. In: Einführung in die Theorie der Leibeserziehung (Grupe, O., Hrsg.), S. 143 – 178. Schorndorf: Hofmann 1968.

UNGERER, D.: Zur Theorie des sensomotorischen Lernens. In: Beiträge zur Lehre und Forschung der Leibeserziehung, Bd. XXXVI, ADL (Hrsg.). Schorndorf: Hofmann 1971.

VOIGT, E.-D., BAHN, D.: Metabolism and Pulse Rate in the Physically Handicapped when Propelling a wheelchair up an Incline. Scand J. Rehab. Med. **1,** 101 – 106 (1969).

WAHLE, H.: Das Schicksal der Querschnittgelähmten aus medizinischer und sozialer Sicht. In: Acta neurochir., Supplementum XIV. Wien-New York: Springer 1965.

WOOD, P. H. N.: Classification of Impairments and Handicaps. In: International Conference for the ninth Revision of the international Classification of diseases, Geneva 30. 9. – 6. 10. 1975 (World Health Organisation, Ed.) O. O., o. J.

10. Sachverzeichnis

Rehabilitation und Prävention

Band 1: S. Klein-Vogelbach

Funktionelle Bewegungslehre

2., korrigierte Auflage 1977. 147 Abbildungen, 1 Ausklapptafel. XV, 172 Seiten
DM 32,–; US $ 16.00
Heidelberg: Stiftung Rehabilitation
ISBN 3-540-08303-0

Inhaltsübersicht: Die Orientierung des Individuums. – Die Orientierung des Therapeuten. – Die grundlegenden Beobachtungskriterien. – Instruktion. – Messen. – Der funktionelle Status. – Ganganalyse durch Beobachtungskriterien des normalen Ganges.

Band 2

Rehabilitation Praxis und Forschung

Von W. Augsburger, W. Herrmann, F. Knapp, H.-J. Küppers, H.P. Tews, E. Wiedemann
Mit einem Geleitwort von W. Boll
1977. 23 Abbildungen. XI, 100 Seiten
DM 28,–; US $ 14.00
Heidelberg: Stiftung Rehabilitation
ISBN 3-540-08311-1

Inhaltsübersicht: Rehabilitation und Medizin. – Rehabilitation und Psychologie. – Rehabilitation und Soziologie. – Rehabilitation und Pädagogik. – Rehabilitation und Technik. – Rehabilitation und Informatik.

Band 3: H.J. Fichtner

Berufliche Rehabilitation bei Erkrankungen des Haltungs- und Bewegungsapparates

1977. 5 Abbildungen, 64 Tabellen. VIII, 65 Seiten
DM 28,–; US $ 14.00
Heidelberg: Stiftung Rehabilitation
ISBN 3-540-08233-6

Inhaltsübersicht: Die Behinderung - Multifaktorielle Probleme innerhalb unserer Leistungsgesellschaft. – Umfassende Rehabilitation - Aufgaben medizinischer, beruflicher und sozialer Fachdienste. – Berufliche Rehabilitation. – Berufliche Qualifikation bei Erkrankungen des Haltungs- und Bewegungsapparates am Modell des Berufsförderungswerkes Heidelberg. – Diskussion.

Band 4: S. Klein-Vogelbach

Therapeutische Übungen zur funktionellen Bewegungslehre

Analyse und Rezepte

Mit einem Geleitwort von W.M. Zinn
1978. 172 Abbildungen, 1 Ausklapptafel.
XV, 192 Seiten
DM 36,–; US $ 18.00
Heidelberg: Stiftung Rehabilitation
ISBN 3-540-08422-3

Inhaltsübersicht: Therapeutische Übungen. – Die Frösche, funktionelles Bauchmuskeltraining. – Die Vierfüßler, funktionelles Rückenmuskeltraining. – Funktionelles Rotationstraining um die Körperlängsachse und um die Oberschenkellängsachsen. – Funktionelles Atemtraining. – Funktionelles Training statisch bedingter lumbaler/thorakaler/zervikaler Syndrome. – Glossar. – Literatur. – Ausklapptafel: Detaillierung der Disposition für Funktionsanalysen und Rezepte von Modellen therapeutischer Übungen.
Mengenpreis: Ab 20 Exemplare 20% Nachlaß

Springer-Verlag
Berlin Heidelberg New York

MIX
Papier aus verantwortungsvollen Quellen
Paper from responsible sources
FSC® C105338

If you have any concerns about our products,
you can contact us on
ProductSafety@springernature.com

In case Publisher is established outside the EU,
the EU authorized representative is:
Springer Nature Customer Service Center GmbH
Europaplatz 3, 69115 Heidelberg, Germany

Printed by Libri Plureos GmbH
in Hamburg, Germany